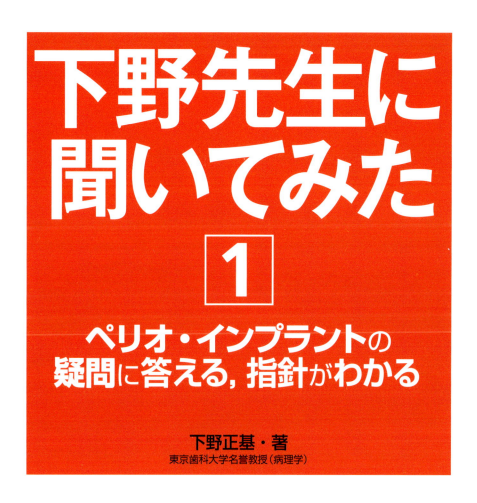

下野先生に聞いてみた ①

ペリオ・インプラントの疑問に答える，指針がわかる

下野正基・著
東京歯科大学名誉教授（病理学）

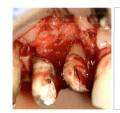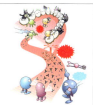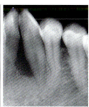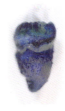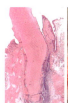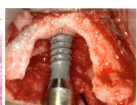

クインテッセンス出版株式会社　2017

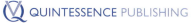

Berlin, Barcelona, Chicago, Istanbul, London, Milan, Moscow, New Delhi, Paris, Prague, São Paulo, Seoul, Singapore, Tokyo, Warsaw

本書のはじめに

　筆者は講演依頼を受けたとき,「皆さんはどのような臨床的疑問をお持ちでしょうか?」と聞くことにしています.そうすると,想定以上に多くの質問が寄せられます.もちろんすべての疑問に答えられるわけではありませんが,関連する病理組織像や模式図を準備してわかりやすく解説することに努めています.

　近年の歯科医学研究の進歩にはめざましいものがあり,数多くの専門雑誌に膨大な数の論文が発表されています.タンパクや遺伝子のはたらきが明らかになるにつれ,歯科臨床に関連する新たな情報が猛烈なスピードで増え拡がっています.それら個々の現象を説明するためには,初めて耳にするような多数の専門用語を駆使して模式図を描いて話をしなければなりません.一方,「基礎歯学とか病理学の話はなじみが薄い.理解しにくい.学生時代以来ほとんど耳にしていない」というのが,多くの臨床家の意見です.

　多忙な中の時間をやりくりして筆者の講演を聞きに来てくれる歯科医師・歯科衛生士の方には,少しでも興味を持ってもらえるように,わずかでも講演内容を記憶の片隅に残るようにしてほしいと願ってきました.そう考えて,筆者の講演では,必ずレジュメ(資料)を配布するようにしています.通常,1ページに6枚のスライドを配したカラーコピーが10数ページになります.レジュメを配布しなければ,なじみのない基礎の話に出席者が興味を抱くことは難しく,また講演する側も決められた時間内に大量の新しい情報をしっかりと伝えることができません.

　あるとき,これらの臨床家の疑問とレジュメの話をクインテッセンス出版の編集者に話していたら,「それ,本になりますよね」ということになり,本書の出版を企画することになりました.臨床の現場からの質問を整理してみると,100を越える疑問が19のスタディグループなどから寄せられていました.このうち本書(ペリオ・インプラント編)では52の質問を取り上げることにしました.

　出版にあたり心がけたのは,「臨床的疑問と,基礎からの回答」という形式をとりながら,歯科臨床と関連する基礎歯学の新しい情報をわかりやすくコンパクトに伝えることでした.そのため,読者は「簡潔な答え」と「詳しい答え」の両方を求めていると考え,多忙な臨床家には「簡明な結論」を,詳しく知りたい臨床家には「詳細な説明」をわかりやすい図説(病理組織像や模式図)を多用して,またエビデンス(根拠となる文献)を明示して記述しました.

　本書が,歯科医師・歯科衛生士にとって,日常臨床における診断・治療・予防の生物学的および病理学的理解の一助となれば幸甚です.

　最後に,本書の出版にあたり写真の使用を快諾して下さった先生方に心より感謝いたします.さらに臨床的疑問のほか貴重な示唆を頂戴した先生方ならびにスタディグループの皆様に厚く御礼申し上げます.本書出版の企画にご理解・ご協力を頂いたクインテッセンス出版株式会社の関係各位,とくに企画・編集に多大なご支援・ご尽力をいただいた板井誠信氏に心より御礼申し上げます.

2017年10月
下野正基

CONTENTS

本書のはじめに 002
本書に臨床の疑問を提供いただいた方々・スタディグループ一覧 006

PART 1　ペリオの疑問

ペリオ01　**SRP**　ルートプレーニング時に，セメント質はどこまで削去するべきでしょうか？ 008

ペリオ02　**肉芽組織①**　キュレッタージ時に肉芽組織はどこまで除去するべきでしょうか？ 012

ペリオ03　**肉芽組織②**　肉芽組織はどのような変化をたどるのでしょうか？ 014

ペリオ04　**肉芽組織③**　肉芽組織はどんな時に出現するのでしょうか？ 015

ペリオ05　**肉芽組織④**　不良肉芽とは，どのようなものなのでしょうか？ 017

ペリオ06　**肉芽組織⑤**　炎症と肉芽組織とはどのような関係がありますか？ 018

ペリオ07　**歯石がないのになぜ骨吸収？**　歯石やプラークがついてない根面周囲でも骨吸収が起きるのは，なぜでしょうか？　咬合力の問題もなさそうなのに 020

ペリオ08　**歯肉縁上プラーク**　なぜ縁上のプラークコントロールで歯肉はよくなるのでしょうか？ 022

ペリオ09　**ブラッシングの効果？**　ブラッシング（プラークコントロール）は本当に効果がありますか？ 025

ペリオ10　**プラークが骨を吸収？**　プラークはどのようにして骨を吸収するのですか？ 026

ペリオ11　**出血がなぜ指標に？**　BOP（プロービング時の出血）が歯周病の病態を示す重要な指標といわれますが，その意義とは何でしょうか？ 029

ペリオ12　**歯周ポケット①**　歯周ポケット内では何が起こっているのでしょうか？ 030

ペリオ13　**歯周ポケット②**　歯周ポケットはどのように形成されるのでしょうか？ 032

ペリオ14　**プロービング**　プロービングで上皮を突き破ったらどうなるでしょうか？ 035

ペリオ15　**炎症と力**　歯周病の進行には，炎症と力のどちらが多く関与しているのでしょうか？ 036

ペリオ16　**力と骨の変化**　歯根膜腔の拡大・歯槽硬線の肥厚・歯槽骨梁の不透過性の亢進は，力の影響なのでしょうか？ 041

ペリオ17　**力と垂直性骨欠損**　垂直性骨欠損には力が関与しているのでしょうか？ 043

ペリオ18　**歯槽上線維装置**　歯槽上線維装置とは何でしょうか？　どんなはたらきをしていますか？ 044

ペリオ 19	**スティップリング** 健康な歯肉にはスティップリングがありますが，炎症になるとこれが消失するといわれています．しかし，一方でスティップリングは歯肉の健康を示す指標にはならないという意見もあります．スティップリングの存在・消失はどう判断すればよいのでしょうか？ 045
ペリオ 20	**Rossの傷害反応説** 歯周炎が存在すると総コレステロール値とLDL値も高くなるのはなぜでしょうか？ 046
ペリオ 21	**妊娠と歯周病** 妊娠時の歯肉に炎症が発生しやすい，あるいは炎症が増悪しやすいのは，なぜでしょうか？ 047
ペリオ 22	**喫煙と歯周病** 喫煙が歯周病のリスクファクターであり，歯周治療の結果に影響を及ぼすともいわれていますが，なぜでしょうか？ 048
ペリオ 23	**カルシウム拮抗薬と歯肉増殖** カルシウム拮抗薬による歯肉増殖では，薬剤を変更したほうがよいのでしょうか？ 050
ペリオ 24	**糖尿病と歯周病** 糖尿病が歯周病に影響を与えますか？ 逆に，歯周病が糖尿病に与える影響は何でしょうか？ 052
ペリオ 25	**付着上皮と縮合エナメル上皮** 「縮合エナメル上皮」に由来する付着上皮は，成人では口腔上皮が移動しながら，形態が変化して付着上皮になっていくのでしょうか？ 055
ペリオ 26	**長い付着上皮とヘミデスモゾーム** SRPなどの治療をして得られる長い上皮性付着のうち，歯面に付着している上皮は，すべて付着上皮なのでしょうか？ 058
ペリオ 27	**上皮性付着①** 上皮性付着から結合組織性付着への置換は起こるのでしょうか？ 060
ペリオ 28	**上皮性付着②** 長い付着上皮による上皮性付着の臨床的意義は何でしょうか？ 063
ペリオ 29	**歯周基本治療** 歯周基本治療はなぜ重要なのでしょうか？ 064
ペリオ 30	**歯根膜再生** 歯周病で失われた歯根膜は，どれくらい（何％？ 何mm？）再生するのでしょうか？ 065
ペリオ 31	**3壁性骨欠損** なぜ3壁性骨欠損のときは骨がよく再生するのでしょうか？ 066
ペリオ 32	**歯肉切除・治癒** 歯肉切除後の治癒を妨げる因子は何ですか？ もしそのような因子が存在した場合はどのように治癒するのでしょうか？ 068
ペリオ 33	**外科的侵襲** 外科的侵襲の意義は何でしょうか？ 071
ペリオ 34	**細胞増殖因子** 細胞増殖に必要な因子は何でしょうか？ 072
ペリオ 35	**エムドゲイン®** エムドゲイン®はどこにはたらいているのでしょうか？ 073
ペリオ 36	**クリーピングアタッチメント①** 歯肉のクリーピングは，長い上皮性付着の結合組織性付着への置換を意味するのでしょうか？ 075
ペリオ 37	**クリーピングアタッチメント②** なぜ歯肉退縮は起きるのでしょうか？ 076

ペリオ 38	**セメント質剥離** セメント質剥離はどこに起こるのでしょうか？ 077
ペリオ 39	**根尖性骨異形成症** 根尖病変のようなエックス線透過像と，硬組織に類似した不透過像をともなう症例を稀に経験しますが，この根尖部の病変は一体何でしょうか？ 079
ペリオ 40	**骨隆起・ポンティック** ポンティック下の骨の増生はなぜ起きるのでしょうか？ 081
ペリオ 41	**歯周組織再生・創傷治癒①** 創傷の「治癒」と組織の「再生」は，どのように関連するのでしょうか？ 083
ペリオ 42	**歯周組織再生・創傷治癒②** 間葉系幹細胞はどこからやってくるのでしょうか？ 084

PART 2　インプラントの疑問

インプラント 01	**インプラントと天然歯** インプラント周囲組織は天然歯の歯周組織とどこが違うのでしょうか？ 088
インプラント 02	**インプラント周囲上皮** インプラント周囲上皮は，インプラントと接着しているのでしょうか？ 090
インプラント 03	**インプラント／オッセオインテグレーション** オッセオインテグレーションとは何でしょうか？ 092
インプラント 04	**インプラント周囲炎** インプラント周囲炎は歯周炎と同じでしょうか？治療法は同じでよいのでしょうか？ 094
インプラント 05	**インプラント周囲炎・皿状欠損** インプラント周囲炎ではなぜ皿状（どんぶり状？　湯飲み状？）の骨欠損が起こるのでしょうか？ 095
インプラント 06	**骨移植材** 骨移植材（骨補填材）の役割は何でしょうか？ 097
インプラント 07	**骨不透過像** なぜインプラント周囲骨に不透過像が現れるのでしょうか？ 100
インプラント 08	**インプラント・周囲組織** インプラント周囲上皮下の結合組織線維は，インプラントと結合しているのでしょうか？ 102
インプラント 09	**インプラントと歯の移動** インプラントと近心側にある天然歯間とのコンタクトが緩くなる原因は何ですか？ 104
インプラント 10	**早期骨形成** インプラント表面における早期の骨形成のために，必要なことは何でしょうか？ 106

INDEX　　　　　　　　　　　　　　　　　　　　　　　　　　　107
著者略歴　　　　　　　　　　　　　　　　　　　　　　　　　　110

本書に臨床の疑問を提供いただいた方々・スタディグループ一覧

三上　格先生(北海道形成歯科研究会, 会長・三上　格先生)

松崎紘一先生(十勝インプラント研究会, 代表・松崎紘一先生)

蒲沢文克先生, 阿部格先生, 高橋徹次先生, 森谷　聡先生(釧路歯科医師会, 学術担当・鹿野洋一先生)

大村修一先生, 浜本淳司先生, 三上　格先生, 佐藤義廣先生(札幌臨床歯科研究会, 代表・高村佳明先生)

引場博仁先生, 小池克博先生, 高野　真先生, 中村貴則先生, 石渡　充先生, 宮村壽一先生(2014第21回ヨクナール・ミーティング in 富良野, 代表・池田雅彦先生)

谷口威夫先生, 蒲沢文克先生, 近藤寿哉各先生, 服部絵里歯科衛生士, 竹内真奈歯科衛生士(2015第22回ヨクナール・ミーティング in 富良野, 代表・池田雅彦先生)

下地　勲先生, 松井宏榮先生(火曜会, 代表・金子一芳先生)

加藤英治先生(ITDN-Tokyo, 代表・加藤英治先生)

鏡　宣昭先生(東京臨床小児歯科研究会, 代表・鏡　宣昭先生)

塩浦有紀歯科衛生士, 熊谷靖司先生(日本臨床歯周病学会関東支部, 支部長・飯野文彦先生)

中川種昭先生(慶應義塾大学医学部歯科・口腔外科学教室)

吉岡隆知先生(歯内療法症例検討会, 代表・吉岡隆知先生)

吉野　晃先生, 吉田憲明先生(東京デンタルスタディクラブ, 代表・吉野　晃先生)

北川原　健先生(長野市開業)

金子　至先生(綾の会, 代表・金子　至先生)

谷口威夫先生(長野市開業)

牧野　明先生, 川上清志先生, 山崎史晃先生(富山劔の会, 代表・牧野　明先生)

崎岡道正先生(四国SJCD, 代表・岸本省三先生)

楠川仁悟先生, 豊嶋健史先生, 平井友成先生(九州臨床再生歯科研究会, 代表・自見英治郎先生)

永田省藏先生(KDM, 代表・栃原秀紀先生)

写真を提供いただいた方々

熱田　生先生(九州大学), 北川原健先生(長野市開業), 鷹岡竜一先生(東京都開業), 永田省藏先生(熊本市開業), 牧野　明先生(高岡市開業), 三上　格先生(苫小牧市開業)(五十音順)

PART 1
ペリオの疑問

PART 1 ペリオの疑問

ペリオ 01 SRP

 ルートプレーニング時に，セメント質はどこまで削去するべきでしょうか？

 セメント質に付着したプラークおよびそのエンドトキシン（内毒素），壊死組織，感染した肉芽組織は，炎症の原因となりますので，これらを徹底的に除去するべきです．臨床的な目安として，根面を滑沢にすれば炎症の原因の大部分が除去されると考えられます．

【くわしい説明と Evidence】

Lindheの著書には「歯肉結合組織に由来する細胞による治癒は歯根吸収を引き起こす．骨が歯根表面と直接接触するとアンキローシス(骨性癒着)と歯根吸収が生じる」と記載されています[1〜3]．

このことから，ルートプレーニングについては，
①セメント質を除去すると歯根吸収が起こる，
②セメント質を再生することは難しい，
③露出セメント質のエンドトキシンの浸透は20〜30μmに限局しているので，研磨や洗浄のみで十分である，と考えられてきました．

しかし実際には，歯周ポケットが存在する場合，根面には再付着に必要な組織は残存していません．根面に存在するのは，プラーク・エンドトキシン，感染肉芽組織，壊死セメント質などで，いずれも生体にとって異物・抗原となり得るものです．

したがって，これらの原因を除去することが炎症治療の大原則といえます．つまり，ルートプレーニングは徹底的に行なうべきです．

結論として，
①セメント質を除去しても歯根吸収は起きない
②炎症の原因を除去すれば，セメント質は再生する
③研磨や洗浄だけでは決して十分とはいえない
ということができます．

エンドトキシンとSRPの背景

エンドトキシンとSRP(スケーリング・ルートプレーニング)の関係について，かつては以下のような見解が出されてきました．
①露出セメント質のエンドトキシンの浸透は20〜30μmに限局しているので，エンドトキシンの除去には研磨や洗浄のみで十分である[4〜7]．
②セメント質を除去すると歯根吸収が起こる[1]．
③セメント質をいったん除去すると，再び歯根面にセメント質が再生されるというのは疑わしい[8]．

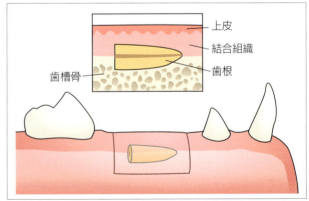

図1-1 Nymanらの実験模式図．実験的に歯周炎を起こさせた歯の歯根を移植する実験手順を示す．ルートプレーニングした歯根の半分は骨組織と接するように，残り半分は結合組織と接するように移植した．歯根は粘膜下に移植されたため，上皮によって被覆されない条件であることに注意したい．＊参考文献10より

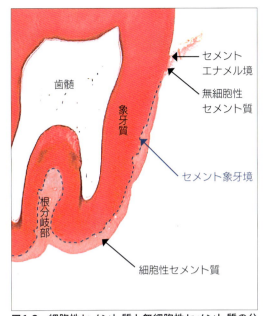

図1-2 細胞性セメント質と無細胞性セメント質の分布. 細胞性セメント質は歯根表面の約8割以上を覆っている. 青い点線は細胞性セメント質と象牙質の境界を示す. 無細胞性セメント質はセメント-エナメル境（CEJ）から根尖よりのわずかな部分を被覆しているに過ぎない.

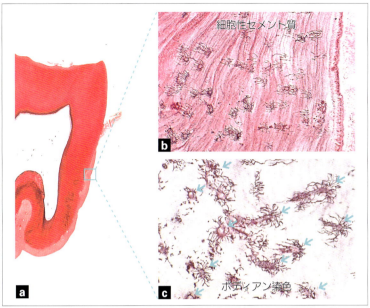

図1-3a〜c 細胞性セメント質. a：HE染色. 細胞性セメント質は象牙質よりも薄いピンク色に染まってみえる. **b, c**：ボディアン染色. 細胞性セメント質では10数本の成長線が層状に配列しており, 類円形のセメント細胞小管から多数の細胞突起が伸びている（**b**）. 拡大像では, 小管（水色矢印）から伸びた細胞突起が隣接する小管からの突起と連絡しているのがわかる（**c**）.

なぜ「除去には研磨や洗浄のみで十分」という結論が導かれたのか？

「歯根が歯肉結合組織によって囲まれると, 吸収が起こる」といわれるようになったその根拠は, Nymanらによる1編の論文でした[1]. この論文は実験方法とn数に問題があると思われます. 感染した歯根は上皮によって被覆されるはずなのに, 上皮が関与できない複雑な実験条件で行われています. そのために, ルートプレーニングによって歯根が吸収されやすくなったとも考察できます. 病理総論的には歯肉結合組織が歯根と接しても,「被包は起こるが吸収は起きない」と考えるべきと思われます（**図1-1**）.

「エンドトキシンの除去には研磨や洗浄のみで十分」という見解も, 無細胞性セメント質ならば, 可能性があるかもしれません.

歯根の表面を覆っているセメント質は, 細胞性か？ 無細胞性か？

また, 多くの口腔組織学の教科書には,「無細胞性セメント質は歯頸部に, 細胞性セメント質は根尖部およ び根分岐部に分布している」と書かれています. しかし, われわれが組織切片を調べてみますと, 歯根の約80％は細胞性セメント質によって被覆されておりました（**図1-2**）.

細胞性セメント質がほとんどすべての歯根表面を被覆しており, 無細胞性セメント質はごく一部にしか見られないと記載されている口腔組織学の教科書もあります[9].

歯根表面を被覆するセメント質が, 無細胞性セメント質ではなく, 細胞性セメント質であるなら, 歯根表面に付着した内毒素（エンドトキシン）は容易に深部に侵入すると思われます. なぜなら, 細胞性セメント質では多数のセメント細胞が突起を出して互いに連絡しているからです. セメント細胞の突起はボディアン染色（鍍銀染色）で明瞭にみとめることができます（**図1-3**）.

過剰なSRPは臨床的に問題があるか？

健常なセメント質・象牙質を除去しても, 象牙質の表面にはセメント質（**図1-4**）が, セメント質と歯槽骨の間には歯根膜が形成されます. セメント質は再生能力の高い組織であるといえます.

たとえ, ルートプレーニングによって歯根の組織を削

PART 1　ペリオの疑問

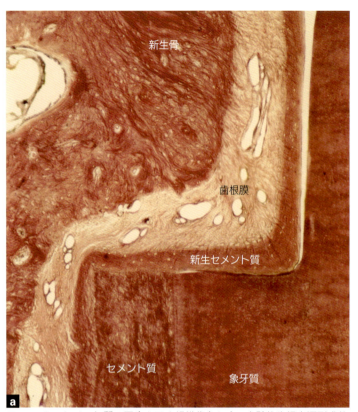
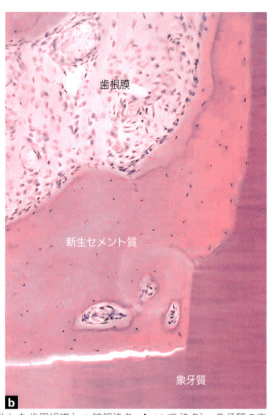

図1-4a, b　セメント質の再生を示す組織像（イヌ）．実験的歯根窩洞形成後に再生した歯周組織（**a**：鍍銀染色，**b**：HE染色）．象牙質の表面にセメント質が形成されている（新生セメント質）．セメント質と歯槽骨の間には歯根膜の新生がみとめられる．

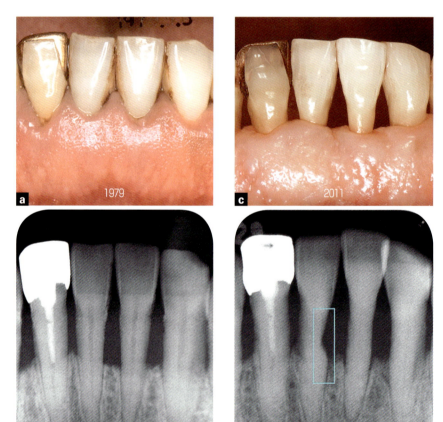

図1-5a～d　徹底的にルートプレーニングを行った症例．約30年にわたってルートプレーニングを徹底的に行った症例．エックス線写真で歯根の歯質が削去されているのがわかる（水色の四角）．このような症例でも，プラークコントロールが十分になされていれば臨床的には何も問題はない．＊写真提供：北川原健先生（長野市開業）

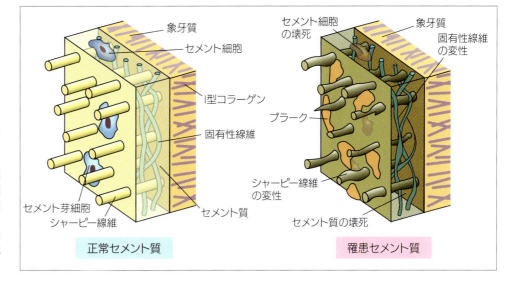

図1-6 歯周炎に罹患したセメント質の変化を示すイメージ図．炎症が細胞性セメント質に及ぶと，シャーピー線維の断裂，変性，壊死が引き起こされる．セメント細胞の突起を介して炎症は，セメント質深部にまで達する．細胞性セメント質全体に変性・壊死が広がる．

去したとしても，プラークコントロールが十分になされていれば，臨床的に問題を生じることはないとされています（北川原健：私信による）（**図1-5**）．

conclusion

①セメント質を除去しても，感染がなければ再生する．
②エンドトキシンは無細胞性セメント質ではほとんど浸透しないが，細胞性セメント質ではセメント細胞の突起を介して深部にまで達する．その結果，シャーピー線維の断裂，変性，壊死が引き起こされ，細胞性セメント質全体に変性・壊死が広がる[10]（**図1-6**）．
③歯根の表面を被覆しているセメント質のほとんどは細胞性セメント質であり，無細胞性セメント質の分布はごくわずかである．
④上皮性付着は結合組織性付着に置換する．
⑤ルートプレーニングは徹底的に行なうべきである（プラークのみならず壊死セメント質などの炎症の原因を除去すべきである）．

参考文献

1. Lindhe J. Clinical Periodontology and Implant Dentistry. 3rd Ed. Copenhagen: Munksgaard, 1997.
2. Nyman S, Karring T, Lindhe J, Plantén S. Healing following implantation periodontitis-affected roots into gingival connective tissue. J Clin Periodontol 1980；7：394-401.
3. Karring T, Nyman S, Lindhe J. Healing following implantation of periodontitis affected roots into bone tissue. J Clin Periodontol 1980；7：96-105.
4. Cheetham WA, Wilson M, Kieser JB. Root surface debridement--an in vitro assessment. J Clin Periodontol 1988；15：288-292.
5. Hughes FJ, Auger DW, Smales FC. Investigation of the distribution of cementum- associated lipopolysaccharides in periodontal disease by scanning electron microscope immunohistochemistry. J Periodontal Res 1988；23：100-106.
6. Hughes FJ, Smales FC. The distribution and quantitation of cementum-bound lipopolysaccharide on periodontally diseased root surfaces of human teeth. Arch Oral Biol 1990；35：295-299.
7. 小田茂．歯周炎罹患歯におけるendotoxin浸透程度について．日本歯周病学会会誌 1992；34：46-59.
8. 小川哲次，岡本莫．上皮性ならびに結合組織性付着獲得の条件．In：下野正基，飯島国好・編．治癒の病理 臨床編 第2巻 歯周組織．東京：医歯薬出版，1994：125-149.
9. 三好作一郎，見明清．歯と口腔の組織図譜．書林，1978：106.
10. 下野正基．やさしい治癒のしくみとはたらき．東京：医歯薬出版，2013：75, 102.

PART 1　ペリオの疑問

ペリオ 02 ｜ 肉芽組織①

 キュレッタージ時に肉芽組織はどこまで除去するべきでしょうか？

 感染した肉芽組織（臨床的には不良肉芽とよばれている）は，除去すべきです．

【くわしい説明と Evidence】

感染した肉芽組織は除去したほうが治癒は早い，というのが結論です．

中等度の歯周病で，炎症をともなった肉芽組織（感染した肉芽組織）を外科的に切除することなく，ブラッシングとスケーリングのみ（ルートプレーニングで一部の肉芽組織は外科的に除去される可能性があります）で治療すると，治癒に至る経過はかなり長期に及ぶと考えられます．その理由は，感染した肉芽組織が残存するため，局所では「滲出」→「治癒」のプロセスを行ったり来たり（往復）するので，治癒に向かう安定した状態には至らないからです．できるだけ早い治癒のためには早期の原因除去が絶対に必要です．

病巣の感染範囲は，患者によって，部位によって，炎症の経過によってそれぞれ異なります．搔爬すべき病巣の範囲（肉芽組織と正常な軟組織との境目）は，その都度，術者が正確に判断しなければなりません．

一般的には，炎症徴候の有無，炎症の経過と肉芽組織の関連，プラークコントロールの状態などによって感染肉芽組織かどうかを判断できるでしょう．

病理総論的には「肉芽組織とは，病的状態で現れる幼若な血管結合組織である」と定義され，「進行性病変（反応性増殖）」のなかで説明されます（炎症とは別のカテゴリーです）[1, 2]．したがって，肉芽組織は健康な状態では

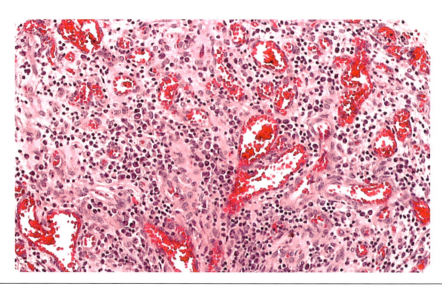

図2-1　肉芽組織を示す組織像．肉芽組織とは，幼若な血管結合組織であるので，線維芽細胞と毛細血管（血管内皮細胞）が存在することがいちばんの特徴である．多数の毛細血管の中には赤血球が認められ，血管と血管の間には線維芽細胞と大量の炎症性細胞浸潤が観察される．

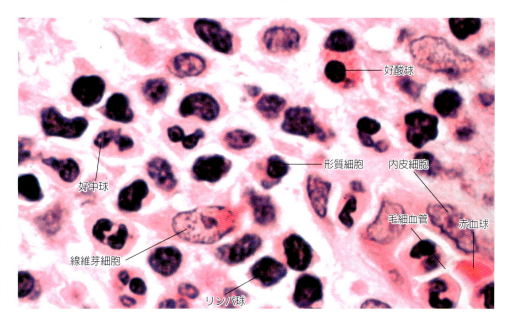

図2-2 肉芽組織中の炎症性細胞. 肉芽組織中には線維芽細胞と血管内皮細胞のほか，好中球，リンパ球，好塩基球，好酸球，形質細胞などの炎症性細胞が観察される.

存在しませんし，「血管結合組織」ですから，線維芽細胞と毛細血管(血管内皮細胞)が含まれていなければ，肉芽組織とはいえません．そのほか炎症性細胞(好中球，マクロファージ，リンパ球，好塩基球，好酸球など)が見られますが，出現する細胞の数は炎症の程度に比例しています(**図2-1, 2**).

参考文献

1. 枝重夫. 進行性病変(反応性増殖). In：下野正基・編. ハンディ病理学・口腔病理学. 東京：学建書院, 1997：38-48.
2. 菊地浩吉, 吉木敬. 新病理学総論16 版. 東京：南山堂, 1998：108-112.

ペリオ 03 肉芽組織②

ask 肉芽組織はどのような変化をたどるのでしょうか？

answer 感染がなければ，肉芽組織は線維化して，瘢痕組織となります．感染をともなわない肉芽組織は「治癒の証明」ともいわれる組織です．

【くわしい説明と Evidence】

肉芽組織の転帰は，感染をともなうかともなわないかによって，大きく異なってきます．感染をともなっている(原因が除去されないか，除去が不完全な)場合であれば，炎症の滲出機転と修復機転が混在した状態で，慢性炎症へ移行します．慢性炎症は「妨げられた治癒」[1]なので，臨床的には望ましい治癒は期待できません．

感染をともなわない場合，肉芽組織は線維化して，瘢痕組織となります．

損傷を受けた皮下組織および口腔粘膜下組織は，約1週後に肉芽組織が形成され，2～4週後に線維化がはじまります(図3-1)．

骨折の場合，骨折断端部に形成された肉芽組織は骨膜に由来するため，骨芽細胞を含んでおり，「骨肉芽」とよばれて化骨を形成して骨を再生します[2]．歯周組織に形成された肉芽組織の場合，16ページのイヌの実験的歯根窩洞のような治癒過程を辿ります(図4-1a〜d)．

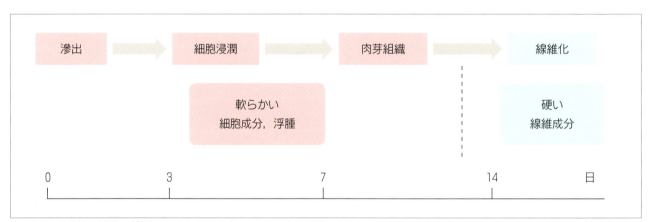

図3-1 肉芽組織の転帰．感染をともなわない場合，軟らかい肉芽組織は線維化して，硬い瘢痕組織となる．約1週後に肉芽組織が形成され，2〜4週後に線維化が始まる．

参考文献
1. Trowbridge HO, Emling RC・著，下野正基・監訳．やさしい炎症論．エンド・ペリオの理解のために．東京：クインテッセンス出版，1990．
2. 菊地浩吉，吉木敬．新病理学総論 16版．東京：南山堂，1998：108-112．

ペリオ 04 肉芽組織③

ask 肉芽組織はどんな時に出現するのでしょうか？

answer 肉芽組織とは，①創傷治癒，②組織欠損の補充，③異物処理，④炎症，のときに出現します．

【くわしい解説とEvidence】

①創傷治癒

創傷治癒では，傷が大きく露出していたり，感染が起こっている場合に，大量の肉芽組織が形成されて，その結果，瘢痕組織となります．このように肉芽組織をともなった創傷治癒を**不完全治癒**とよんでいます．

ちなみに外科手術の創面のように，傷が小さく，創面が密着して感染がない場合は，肉芽組織の形成がほとんどなく，組織は完全に元に戻るので，**完全治癒**といわれています．

②組織欠損の補充

外傷や炎症などによって組織が欠損したとき，その補充にも肉芽組織が関与します．実験的にイヌに歯根窩洞を形成し，治癒過程を観察すると，3日後では窩洞内は滲出液や血餅で満たされます(**図4-1a**)．7日後では窩洞内は肉芽組織で満たされます(**図4-1b**)．感染がなければ炎症性細胞はほとんど見られません．14日後になると歯槽骨断端から骨が新生し，欠損部を橋渡しするように伸びています(**図4-1c**)．21日以降では，新生骨は窩洞の凹部に対応して増殖しています．象牙質の表面は新生セメント質によって覆われています(**図4-1d**)．このような実験では，再生の主役は歯根膜であり，歯根膜由来の未分化間葉細胞(間葉系幹細胞 mesenchymal stem cell)の増殖・分化，成長因子，足場が重要となります．

③異物処理

異物の処理には，①肉芽組織をともなわない処理，と②肉芽組織をともなう処理，とがあります．前者は異物が小さい場合の処理機転で，(a)吸収，(b)貪食，(c)融解によって処理します(**図4-2a**)．異物が大きい場合は肉芽組織が出現して，(d)器質化，(e)被包，によって処理します(**図4-2b**)．

④炎症

炎症の際にも肉芽組織は出現します(**図4-3**)．とくに慢性炎症(または炎症の治癒期)に肉芽組織が認められます[1,2]．

参考文献

1. 菊地浩吉，吉木敬．新病理学総論 16版．東京：南山堂，1998：108-112．
2. 枝重夫．進行性病変(反応性増殖)．In：下野正基・編．ハンディ病理学・口腔病理学．東京：学建書院，1997：38-48．

PART 1　ペリオの疑問

図4-1a～e　組織欠損補充のための肉芽組織．実験的歯根窩洞形成後の治癒過程で，3日後に窩洞内は滲出液や血餅で満たされる．1週後には窩洞内に肉芽組織がみられる．感染がない場合，炎症性細胞は見られない．2週後になると歯槽骨断端から骨が新生し，欠損部を橋渡しするように伸びている．120日後では，新生骨は窩洞の凹部に対応して増殖し，セメント質の新生も観察される．

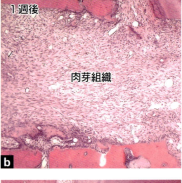

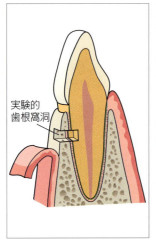

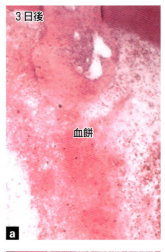

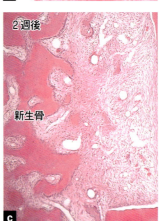

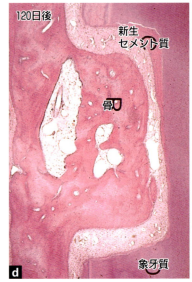

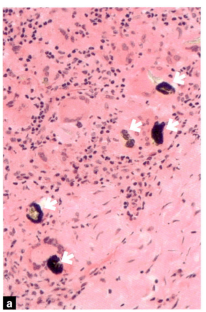

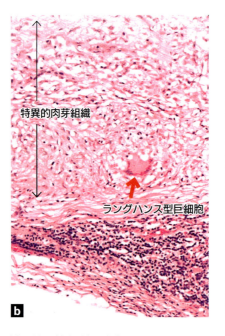

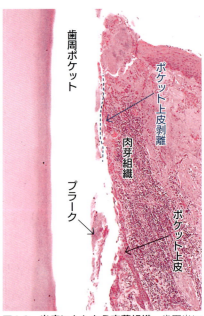

図4-2a,b　異物の処理．
a：肉芽組織をともなわない異物処理．巨細胞が金属粒子（白矢印）を貪食している．
b：肉芽組織をともなう異物処理．結核結節．特異的肉芽組織の中にラングハンス型巨細胞（赤矢印）が観察される．

図4-3　炎症にともなう肉芽組織．歯周炎にともなって出現した肉芽組織の病理組織像．歯周ポケット内にプラークが存在している．ポケットに隣接する歯周組織には炎症性細胞浸潤をともなった感染肉芽組織の層が認められる．ポケット上皮は広い範囲で剥離しており，肉芽組織がポケットに露出している．

ペリオ 05　肉芽組織④

ask 不良肉芽とは，どのようなものなのでしょうか？

answer 「不良肉芽」とは「感染した肉芽組織」のことです．

【くわしい説明と Evidence】

肉芽組織は，ペリオ04で前述したとおり，①創傷治癒，②組織欠損の補充，③異物処理，④炎症，の状態で認められ，「肉芽組織は治癒の証明」であるともいわれています．

臨床的にしばしば用いられる「不良肉芽」という用語は，欧米の口腔病理学の教科書には記載がなく，病理学的には適切とはいえないようです．正確には「炎症をともなう肉芽組織」，または「感染した肉芽組織　infected granulation tissue」とよぶべきと考えますし，国際的にも通用すると思われます[1]．

感染した肉芽組織には，滲出によって大量の滲出液や滲出細胞が存在し，これに加えて細菌・壊死組織などが含まれています(**図5-1**)．いずれにしても，感染をともなった肉芽組織は「治癒が妨げられている」ので，望ましい治癒は期待できません．炎症の原因を除去しない限り治癒しないのです．

要約すると，「不良肉芽」は「感染した肉芽組織」であり，「治癒が妨げられた状態」を意味している．だから，創傷治癒，異物の処理，組織欠損の補充のために現れた肉芽組織とは明確に区別して，除去するのが望ましいのです．

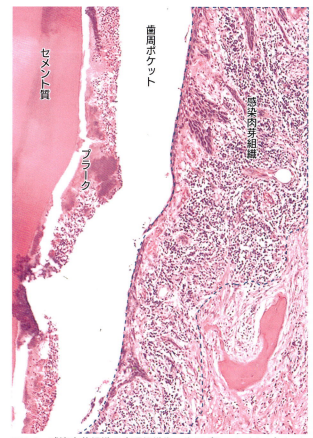

図5-1　感染肉芽組織の病理組織像．歯周ポケット内にプラークがセメント質に付着している．ポケットに面した歯周組織には炎症性細胞が浸潤した感染肉芽組織（青い点線で囲んだ部）が認められる．ポケット上皮は残存するが，ところどころ断裂して，肉芽組織がポケットに露出している．このような状態では，歯周病原菌は容易に血管内に侵入することができる．

参考文献
1．Trowbridge HO, Emling RC. Inflammation: A Review of the Process, 5th Ed．Chicago：Quintessence Publishing, 1997.

PART 1　ペリオの疑問

ペリオ 06　肉芽組織⑤

炎症と肉芽組織とはどのような関係がありますか？

一般に，炎症が収まってくると，それに代わって線維性の修復（肉芽組織の形成）が起こります[1,2]．急性から慢性に移行する過程で，炎症の部位には，炎症性組織と肉芽組織が混在することになります．見方を変えると，「炎症をともなわない肉芽組織」が存在し，「肉芽組織をともなわない炎症」が存在する，ということもできます．

【くわしい説明と Evidence】

　炎症と肉芽組織との関係を整理すると，**図6-1**のように要約できます．つまり，「炎症をともなわない肉芽組織」があり，「肉芽組織をともなわない炎症」がある，ということです．

　炎症は経過によって「急性炎症」と「慢性炎症」にわけることができます．炎症をともなう肉芽組織は，慢性炎症で見られます．慢性炎症と免疫は同義ではありませんが，免疫応答は炎症の後期にみられます[2]．炎症における変化の中で，赤枠で囲んだ変化は「肉芽組織をともなわない炎症」と考えることができます．

　一方，肉芽組織は４つの病的状態に関与します．たしかに，炎症にともなって肉芽組織は出現しますが，**図6-1**青枠で囲んだそれ以外の病変（異物の処理では若干の炎症をともなうとも考えられますが）では，「炎症をともなわない肉芽組織」ということができます．

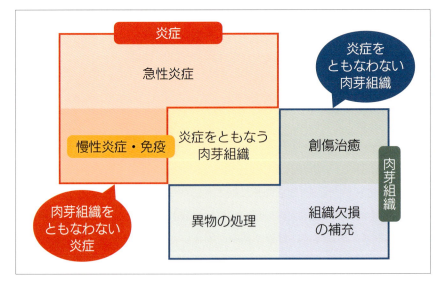

図6-1　炎症と肉芽組織の関係を示す模式図．「炎症をともなわない肉芽組織」があり，「肉芽組織をともなわない炎症」がある．炎症は経過によって「急性炎症」と「慢性炎症」にわけることができる．肉芽組織は４つの病的状態に関与する．赤枠で囲んだ変化は「肉芽組織をともなわない炎症」と考えることができる．一方，青枠で囲んだ病変では，「炎症をともなわない肉芽組織」ということができる．

肉芽組織⑤

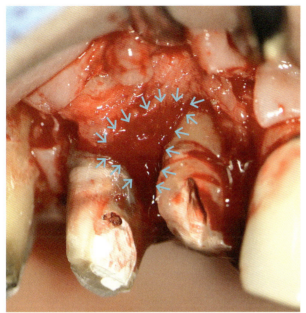

図6-2a 術前の感染肉芽組織．矢印で囲んだ赤いブヨブヨした部分が「感染した肉芽組織」である．

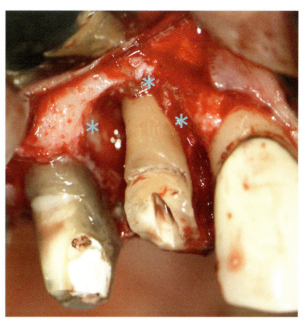

図6-2b 肉芽組織を除去した後の歯周ポケット．＊印は骨表面に残った「炎症をともなわない肉芽組織」または健常な結合組織を示す．写真提供：三上格先生（苫小牧市開業）

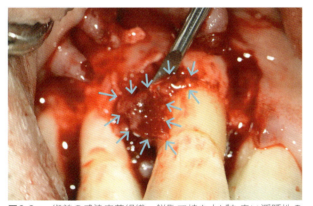

図6-3a 術前の感染肉芽組織．鋭匙で持ち上げた赤い浮腫性の組織（矢印で囲んだ部分）は「感染した肉芽組織」を示している．

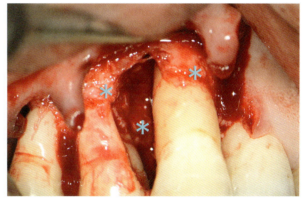

図6-3b 肉芽組織を除去後の歯周ポケット．＊印は骨表面に残った「炎症をともなわない肉芽組織」または健常な結合組織である．写真提供：三上格先生（苫小牧市開業）

「感染した肉芽組織」と「炎症をともなわない肉芽組織」の臨床的取り扱い

　「感染した肉芽組織」は，易出血性であると同時に，浮腫性（ジワジワと出血するブヨブヨした組織）で，ちぎれやすいのが特徴です（**図6-2a, 3a**）．鋭匙，鋭匙型スケーラーなどで剥離し，鋭匙型ピンセットで容易に除去することができます．さらに，感染した肉芽組織が除去できた場合は，周囲組織からの出血量が少なくなるのでこれを目安とすることができます．一方，「炎症をともなわない肉芽組織」および健常な結合組織は，鋭匙ピンセットで引っ張っても，明らかな抵抗があり，簡単には除去できません．このような組織（歯根膜，骨膜）をCO_2レーザーなどで，無理に除去しないように注意すべきです．なぜなら，このような組織が再生・治癒に積極的に関与する可能性があるからです．

参考文献
1. Trowbridge HO, Emling RC. Inflammation: A Review of the Process, 5th Ed. Chicago：Quintessence Publishing, 1997.
2. 下野正基・編・著．スタンダード病理学．東京：学建書院，2005.

PART 1　ペリオの疑問

ペリオ 07　歯石がないのになぜ骨吸収?

ask 歯石やプラークがついてない根面周囲でも骨吸収が起きるのは，なぜでしょうか？　咬合力の問題もなさそうなのに．

answer 歯石やプラークがついていない根面でも，非付着性のプラークが存在すれば，歯周炎が発症して骨吸収が起こります．

【くわしい説明と Evidence】

以前から，歯石は歯周病の原因とされてきましたが，歯石それ自体は歯周組織に接触するプラークの量を増加させるものの，歯周病の直接の原因ではないとされています[2]．

歯石形成の機序

歯石はプラークの中に存在する「石灰化する細菌」によってつくられます．*Corynebacterium matruchotii*（コリネバクテリウム・マツルショッティイ）が石灰化する細菌の代表です．この細菌はわずか2週間で石灰化し，細菌の石灰化が終わると，その周りにまた細菌が集まり，新たに石灰化します．つまり，プラーク細菌が存在しなければ歯石はつくられません．石灰化した細菌が層状をなして大きな塊になり，大きな歯石が形成されます．

歯石の形成は唾液とも密接な関係があります．唾液のpHが高くなってアルカリ性に傾くと，細菌によってつくられた石灰化物の周りに大きな歯石となり，成長するのです[1,2]（**図7-1**）．

表7-1　歯肉縁上歯石と歯肉縁下歯石の違い．

	色	石灰化	硬さ	歯との付着
歯肉縁上歯石	黄白色	弱い	比較的軟らかい	弱い
歯肉縁下歯石	褐色，暗褐色	強い	非常に硬い	強い

歯肉縁上歯石と歯肉縁下歯石

プラークと同じように，歯石にも歯肉縁上の歯石と歯肉縁下の歯石があります．それぞれの特徴を表記すると，**表7-1**のようになります．

付着性プラークと非付着性プラーク

歯肉縁下プラークはさらに，付着性プラーク（根面と歯肉上皮に付着する）と非付着性プラークにわけることができます[1]．つまり，歯根にプラークが付いていない場合でも，非付着性のプラークが存在すれば，歯周炎は発症します．

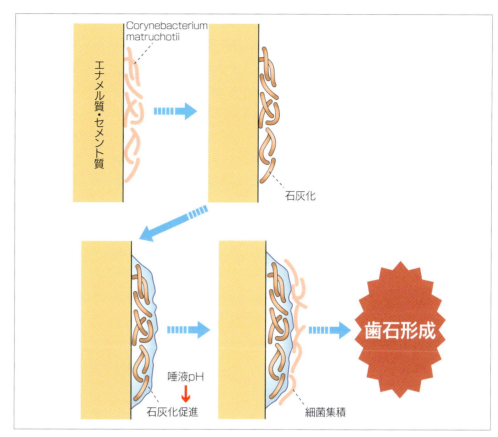

図7-1 歯石形成の機序を示す模式図．歯の表面に付着したCorynebacterium matruchotii（コリネバクテリウム・マツルショッティイ）は，わずか2週間で石灰化する．細菌の石灰化が終わると，その周りにさらに細菌が集まって石灰化するので，石灰化した細菌が層状の大きな塊になり，大きな歯石が形成される．加えて，唾液のpHが高くなりアルカリに傾くと，唾液成分が石灰化物の周りにより巨大な歯石を形成する．

参考文献

1．奥田克爾．デンタルバイオフィルム．東京：医歯薬出版，2010：41．
2．下野正基．やさしい治癒のしくみとはたらき．東京：医歯薬出版，2013：59-60．

PART 1　ペリオの疑問

ペリオ 08　歯肉縁上プラーク

ask なぜ縁上のプラークコントロールで歯肉はよくなるのでしょうか？

answer　「歯肉縁上プラークコントロールをすると，歯肉縁下プラークは増えない」ことが証明されています．つまり，歯肉縁下プラークの細菌は歯肉縁上のプラークから供給されている[1]ので，縁上のプラークをコントロールすると，歯肉縁上のみならず縁下のプラークの量も減少し，その結果，歯肉は健康な状態になるのです．

【くわしい説明と Evidence】

サルを用いた Waerhaug の研究を紹介します．実験開始時にすべての歯肉縁上および歯肉縁下プラークを除去しました．1年間の実験期間中，左側の歯は週3回バス法によって注意深くブラッシングを行い，右側の歯はまったくブラッシングを行ないませんでした．

抜去歯をトルイジンブルーで染色すると，歯根膜もプラークも青く染まっているのがわかります．歯根膜とプラークの間にプラークフリーゾーン（染色されない部分）が観察されます[2]（**図8-1a, b**）．

組織学的に観察すると，ブラッシングを行わなかった群ではほとんど全例に歯肉縁下プラークが形成されてい

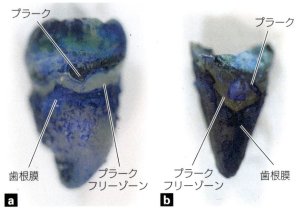

図8-1　抜去歯をトルイジンブルーで染色すると，歯根膜もプラークも青く染まって見える．歯根膜とプラークの間に染色されないプラークフリーゾーンが観察される．プラークフリーゾーンは付着上皮による上皮性付着の部分に相当する[2]．

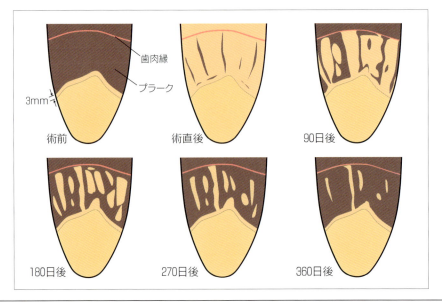

図8-2　Waerhaug の研究結果を要約した模式図．実験開始時にすべての歯肉縁上および歯肉縁下プラークを除去した．対照群の歯はまったくブラッシングを行わなかった．模式図はブラッシングを行わない場合，歯肉縁下プラークがもとの状態に戻るのに1年かかることを示している．＊参考文献4より引用・改変

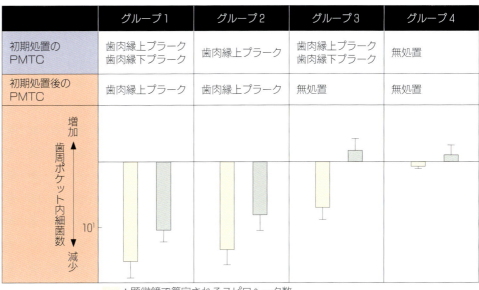

図8-3 歯肉縁上プラークと歯肉縁下プラークの関係. 20日間の連続したPMTCによって，歯肉縁上プラークをコントロールすると，歯肉縁下プラーク（歯周ポケット内細菌）が減少することを証明した実験結果をまとめたグラフである．歯周ポケット内の細菌を増殖させないためには，歯肉縁上のプラークをしっかりコントロールすることが大切である[5]．＊参考文献1より引用・改変

たのに対して，ブラッシングを行った群では歯肉縁下プラークの形成は見られませんでした．この結果は，「歯肉縁上プラークをコントロールすると，歯肉縁下プラークは増えない」ということを意味しています[3]．

さらに，Waerhaugは歯肉縁下プラークがもとの状態に戻るのに1年かかることを示した研究も報告しています[4]（**図8-2**）．

Smulowらの研究でも，PMTC（professional mechanical tooth cleaning 専門的機械的口腔清掃）による歯肉縁上プラークコントロールによって，歯肉縁下プラークの細菌数が減少することが示されています[1,5]（**図8-3**）．

歯肉縁上プラークと歯肉縁下プラーク

プラークは歯肉縁上プラークと歯肉縁下プラークに分けられます．両者の違いを表にまとめると**表8-1**のようになります．

歯肉縁上プラークを電子顕微鏡で観察すると，ペリクル（被膜）から細菌の集落が円柱状を示しながら外側に向かって広がっているのがわかります．糸状菌は歯面に対して垂直に配列し，糸状菌が球菌に覆われるようになると，いわゆるコーンコブ（トウモロコシの穂軸）が認められます．

歯周炎の歯肉縁下プラークを電子顕微鏡でみると，歯の表面近くには密なプラークが存在し，その外側には細

表8-1 歯肉縁上プラークと歯肉縁下プラークの違い．歯肉縁上プラークと歯肉縁下プラークの臨床的特徴と，構成する細菌をまとめた．＊参考文献5より引用

	臨床的特徴	構成する細菌
歯肉縁上プラーク	歯肉縁よりも歯冠側にあり，染め出し液で赤く染め出される．	レンサ球菌，放線菌，グラム陽性桿菌
歯肉縁下プラーク	歯肉縁より歯根側（歯周ポケットの内）にあり，外から見えない．歯周ポケット内でバイオフィルムを形成する．	グラム陰性嫌気性球菌，スピロヘータ，および桿菌．歯周病原菌（**表8-2**）とよばれる特定の細菌群が存在する．

表8-2 歯周病原菌．

① *Porphyromonas gingivalis* ポルフィロモナス・ジンジバリス
② *Aggregatibacter actinomycemcomitans* アグレガティバクター・アクチノミセテムコミタンス
③ *Tannerella forsythis* タンネレラ・フォーサイシス
④ *Prevotella intermedia* プレボテラ・インターメディア
⑤ *Treponema denticola* トレポネーマ・デンティコラ
⑥ *Fusobacterium nucleatum* フゾバクテリウム・ヌクレアタム
⑦ *Campylobacter rectus* カンピロバクター・レクタス

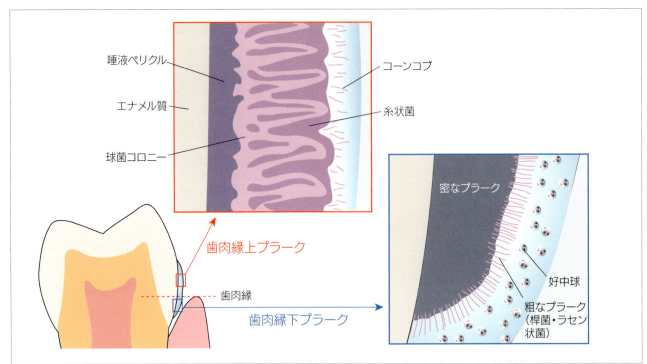

図8-4 歯肉縁上プラークと歯肉縁下プラークの超微細構造を示す模式図．歯肉縁上プラークを電子顕微鏡で観察すると，ペリクル（被膜）から細菌の集落が円柱状に外側へ向かって広がっている．糸状菌は歯面に対して垂直に配列し，球菌に覆われるようになると，特徴的なコーンコブ（トウモロコシの穂軸）を形成する．歯肉縁下プラークを電子顕微鏡でみると，歯の表面近くには密なプラークが存在し，その外側にはラセン状菌や桿菌がまばらに配列している．その層のさらに外側には，歯肉溝上皮の中を遊走してきた多数の好中球が観察される．＊参考文献6より引用・改変

菌（ラセン状菌や桿菌を含む）がまばらに配列したプラークの層がみられます．この層のさらに外側には，歯肉溝上皮の中を遊走してきた多数の好中球が観察されます[6]（**図8-4**）．

参考文献

1. Smulow JB, Turesky SS, Hill RG. The effect of supragingival plaque removal on anaerobic bacteria deep periodontal pockets. J Am Dent Assoc 1983；107：737-742.
2. 下野正基．新編治癒の病理．東京：医歯薬出版，2011：160.
3. Waerhaug J. Effect of toothbrushing on subgingival plaque formation. J Periodontol. 1981；52：30-34.
4. Waerhaug J. Subgingival plaque and loss of attachment in periodontosis as evaluated on extracted teeth. J Periodontol 1977；48：125-130.
5. 下野正基．やさしい治癒のしくみとはたらき．東京；医歯薬出版，2013：58.
6. Ten Cate AR. Oral Histology. Development, Structure and Function, 2nd ed. St Louis：Mosby, 1985：289-302.

ペリオ 09 ブラッシングの効果？

ask ブラッシング（プラークコントロール）は本当に効果がありますか？

answer プラークが歯肉炎（歯周炎）の原因であり，ブラッシング（プラークコントロール）によって炎症が迅速に消退することを示した歴史的に有名な研究があります．

【くわしい説明と Evidence】

Löe らは，ボランティアの歯学生にプラーク清掃を中止させ，プラーク指数と歯肉炎指数が相関することを実験的に証明しました．すなわち，実験的歯周炎においてプラーク付着後2〜3日目の歯肉縁上プラークには，グラム陽性球菌や桿菌が検出されます．その後，グラム陰性桿菌や糸状菌が認められ，最終的にはグラム陰性スピロヘータが増殖します．プラークが付着して7日目までには歯肉炎が引き起こされます．プラークが除去されれば，歯肉炎はすみやかに消退するのです．この研究は，ブラッシング（プラークコントロール）が歯周炎の予防に効果があることを全世界に示した画期的なものでした[1]．

図9-1は，実験的歯周炎におけるプラーク指数および歯肉炎指数の変化と，構成細菌の変化を示したものです．健康な歯肉をもつ被験者グループが，すべての口腔内清掃を中断すると，①歯の表面にプラークが蓄積し，②全員に歯肉炎がみられ，③口腔内清掃の再開によって歯肉がもとの健康な状態に戻ったことを表しています[2,3]．

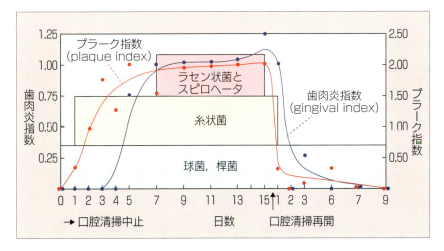

図9-1 実験的歯肉炎における歯肉炎指数とプラーク指数の変化と構成細菌の変化を示すグラフ．ブラッシングの中止によってプラークを付着させた2〜3日後の歯肉縁上プラークでは，グラム陽性球菌や桿菌が出現する．その後，グラム陰性桿菌や糸状菌が検出され，最終的にはラセン状菌とスピロヘータが増殖する．ブラッシングを中止して7日目までに歯肉炎が惹起される．ブラッシング再開後プラークを除去すれば，歯肉炎はすぐに消退する．＊参考文献2より引用・改変

参考文献

1. Löe H, Theilade E, Jensen SE. Experimental gingivitis in man. J Periodontol 1965; 36: 177-178.
2. Theilade E, Wright WH, Jensen SB, Löe H. Experimental gingivitis in man. II. A longitudinal clinical and bacteriological investigation. J Periodontal Res 1966; 1: 1-13.
3. 下野正基．やさしい治癒のしくみとはたらき．東京：医歯薬出版，2013．

PART 1　ペリオの疑問

ペリオ 10　プラークが骨を吸収？

 プラークはどのようにして骨を吸収するのですか？

 プラークが骨を直接吸収するのではありません．プラークを排除するための免疫応答の1つとして，Tリンパ球やマクロファージによってつくられたサイトカインが骨を吸収するのです．

【くわしい説明と Evidence】

サイトカインネットワークと骨吸収

歯周ポケット内に存在するLPS（内毒素：エンドトキシン）などの菌体成分は，免疫細胞や歯肉線維芽細胞を刺激し，サイトカイン（IL-1・IL-6・IL-8など）を産生します．また歯肉上皮細胞も，歯周病原細菌の菌体成分の刺激を受けることにより，走化性サイトカイン（ケモカイン）を産生して，免疫細胞の遊走能を促進します．

さらに，サイトカインの中のIL-1は，マクロファージ・リンパ球・線維芽細胞などからも産生され，これらの細胞に作用してプロスタグランジンEやマトリックスメタロプロテアーゼの産生を誘導します．IL-1は腫瘍壊死因子αなどとともに骨の吸収を促進します．IL-6もマクロファージ，線維芽細胞，リンパ球から産生され，多様な生理活性を発現します[1,2]（図10-1）．

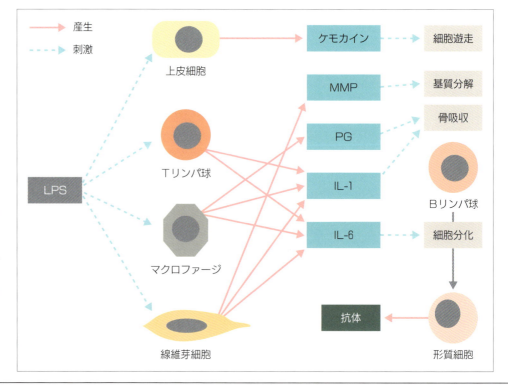

図10-1　サイトカインネットワークと骨吸収．LPSは上皮細胞，Tリンパ球，マクロファージ，線維芽細胞を刺激して，それぞれケモカイン，マトリックスメタロプロテアーゼ（MMP），プロスタグランジン（PG），IL-1，IL-6を産生する．ケモカインは細胞遊走，MMPは基質分解，PGおよびIL-1は骨吸収，IL-6はBリンパ球の分化に，それぞれ関与する．＊参考文献3より引用・改変

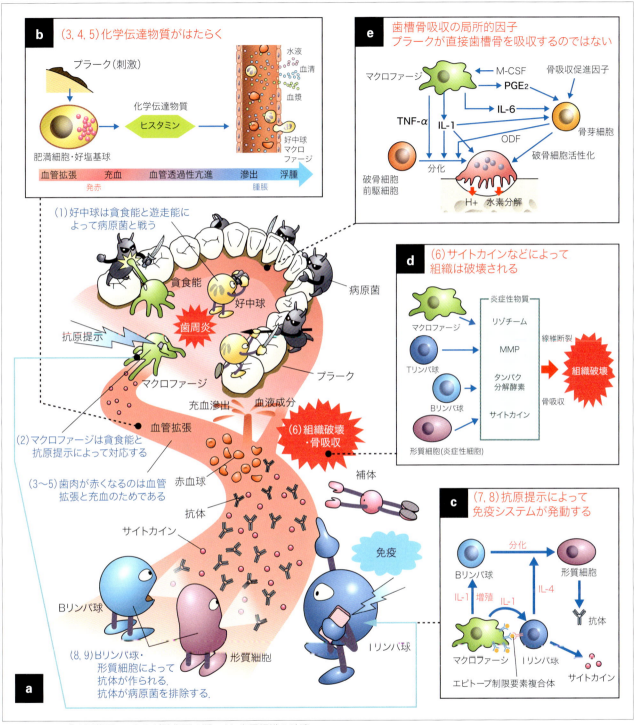

図10-2a〜e 「病原菌軍 vs からだ防衛軍の戦い」と歯周組織の破壊.
a：プラーク細菌侵入に対する生体の防御反応から歯周組織の破壊に至るプロセスは，「病原菌軍 vs からだ防衛軍の戦い」にたとえることができる．(1)好中球の貪食能と遊走能，(2)マクロファージの貪食能と抗原提示，(3)血管拡張と充血，(4)血管透過性亢進と滲出，(5)腫脹，(6)サイトカインによる組織破壊，(7)抗原提示による免疫システムの発動，(8)抗体産生，(9)抗体による病原菌排除，と要約することができる．
b：プラーク細菌が生体に侵入すると，血管拡張・充血・血管透過性亢進によって好中球やマクロファージが滲出する．
c：抗原提示後，マクロファージがつくるインターロイキン-1（IL-1）によってBリンパ球は増殖し，Tリンパ球がつくるインターロイキン-4によって形質細胞へ分化する．
d：リンパ球やマクロファージがつくるサイトカインによって歯周組織が破壊される．
e：歯槽骨の吸収にはマクロファージが産生する局所因子（インターロイキン〔IL〕，腫瘍壊死因子〔TNF〕，プロスタグランジン〔PG〕など）が関与する．＊参考文献4を一部改変

病原菌軍 vs からだ防衛軍の戦い

プラーク細菌侵入に対する生体の防御反応から歯周組織の破壊に至るプロセスは，「病原菌軍 vs からだ防衛軍の戦い」にたとえることができます(図10-2)．つまり，
(1) 好中球は貪食能と遊走能によって病原菌と戦う
(2) マクロファージは貪食能と抗原提示によって対応する
(3) 歯肉が赤くなるのは血管拡張と充血のためである
(4) 血管透過性亢進によって血液成分が血管の外に出る(滲出，図10-2b)
(5) 滲出によって歯肉は腫れる
(6) サイトカインなどによって組織は破壊される
(7) 抗原提示によって免疫システムが発動する
(8) B細胞・形質細胞によって抗体がつくられる
(9) 抗体が病原菌を排除する
と要約することができます(図10-2a)．

プラーク細菌が生体に侵入すると，血管拡張・充血・血管透過性亢進によって好中球やマクロファージが炎症組織に現れます．血管拡張と充血のため，歯肉は赤くなります．好中球は貪食能と遊走能によってプラーク細菌と戦います．マクロファージは貪食能と抗原提示によって対応します．マクロファージはTリンパ球に抗原を提示するので，免疫システムが発動されます(図10-2a)．

抗原提示後，マクロファージがつくるインターロイキン-1によってBリンパ球は増殖し，Tリンパ球がつくるインターロイキン-4によって形質細胞への分化が起こります．このようにして形成された形質細胞が抗体を産生するので，細菌を殺滅することができるのです(図10-2c)．

リンパ球やマクロファージなどがつくる炎症性物質(サイトカイン)によって歯周組織が破壊されます(図10-2d)．とくに，歯槽骨の吸収にはマクロファージが産生する局所因子(インターロイキン，腫瘍壊死因子，プロスタグランジンなど)が関与します[3](図10-2e)．

参考文献

1. Okada H, Murakami S. Cytokine expression in periodontal health and disease. Crit Rev Oral Biol Med 1998；9：248-266.
2. 下野正基．歯周疾患の発症と進行の病理学的機構．In：鴨井久一，山田了，伊藤公一・編．標準歯周病学 第4版．東京：医学書院，2005：22-37.
3. 下野正基．新編治癒の病理．東京：医歯薬出版，2011：94.
4. 下野正基．やさしい治癒のしくみとはたらき．東京：医歯薬出版，2013：63.

ペリオ 11 出血がなぜ指標に？

ask BOP（プロービング時の出血）が歯周病の病態を示す重要な指標といわれますが，その意義とは何でしょうか？

answer プローブで歯周ポケット内の微小潰瘍をひっかくので出血します．微小潰瘍は炎症が活動期の時に形成されます．

【くわしい説明と Evidence】

BOP(Bleeding On Probing)，つまりプロービング時の出血は歯周ポケットを裏打ちしているポケット上皮が破れて，微小潰瘍が沢山できていることを意味します．プローブで微小潰瘍をひっかくと出血するので，ポケット内の炎症が活動期にあることを示す指標とされています[1]（**図11-1**）．

なぜプロービング時に出血するのかというと，まず炎症の進行にともなって歯周ポケットを裏打ちしているポケット上皮が破壊され，いわゆる微小潰瘍が多数形成されます．潰瘍があるということは血管結合組織が露出していることを意味し，プローブでこすると簡単に出血するのです．「転んですりむいた手のひらの傷を金属でひっかくと出血する」のと同じことです．原因が炎症であっても外傷であっても，出血するということは「上皮が破れた」ことを示します（**図11-2**）．

参考文献
1. 下野正基．やさしい治癒のしくみとはたらき．東京：医歯薬出版，2013：86.

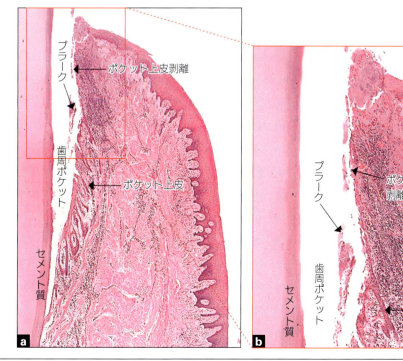

図11-1a, b 歯周ポケットとポケット上皮の剥離（微小潰瘍形成）を示す顕微鏡写真．歯周ポケット内にはプラークが存在する．歯周ポケットを裏打ちしているポケット上皮が剥離して潰瘍が形成されている．このようなポケットにプローブを入れると潰瘍部を引っ掻くので，出血を起こす．潰瘍があるということは血管がむき出しになっていることを意味する．

PART 1　ペリオの疑問

ペリオ 12　歯周ポケット①

 歯周ポケット内では何が起こっているのでしょうか？

 とくに重要な変化は，ポケット上皮の微小潰瘍形成と，上皮下結合組織におけるリンパ球・形質細胞の浸潤です．微小潰瘍形成はBOP（プロービング時の出血）と関係し，さらに歯周病が心疾患や糖尿病との関連を示す根拠となっています．さらに，リンパ球・形質細胞の浸潤は，大量のプラークが繰り返し歯周組織を攻撃していることを意味しています．

【くわしい説明とEvidence】

歯周炎初期の歯周ポケット内では，
（1）プラーク（バイオフィルム）の形成
（2）上皮のダウングロースと歯周ポケット形成
（3）ポケット上皮の潰瘍形成
（4）滲出液（炎症性滲出液・歯肉溝滲出液）の増加
（5）歯肉固有層の炎症（発赤・腫脹・炎症細胞滲出）
（6）シャーピー線維の断裂
（7）セメント質の変性・壊死
（8）歯槽骨の吸収
（9）肉芽組織の形成
などの変化が起こっています[1]（**図12-1**）．

炎症が消退すると，ポケット上皮の微小潰瘍は修復し，プロービングによって出血することはありません．このように歯周ポケットの状態を把握するための一助として「出血」，つまりBOPが臨床では使用されているわけです．

さらに，ポケット上皮に微小潰瘍が存在するということは，血管が露出していることを意味しますから，ポケット内のプラーク細菌（およびその内毒素）が自由に血管内に侵入できることになります．ですからポケット上皮の潰瘍形成は，歯周病が心疾患・糖尿病などの全身疾患と密接に関与すること，いわゆる Periodontal Medicine のエビデンスとなっているのです．

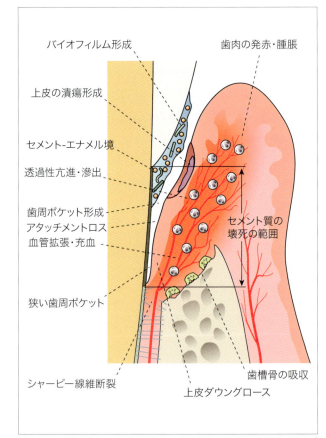

図12-1　歯周ポケット内の変化． 歯周炎の初期における歯周ポケット内には，①バイオフィルムの形成，②上皮のダウングロースと歯周ポケット形成，③ポケット上皮の潰瘍形成，④滲出液（炎症性滲出液・歯肉溝滲出液）の増加，⑤歯肉固有層の炎症，⑥シャーピー線維の断裂，⑦セメント質の変性・壊死，⑧歯槽骨の吸収，⑨肉芽組織の形成，などの変化が認められます．

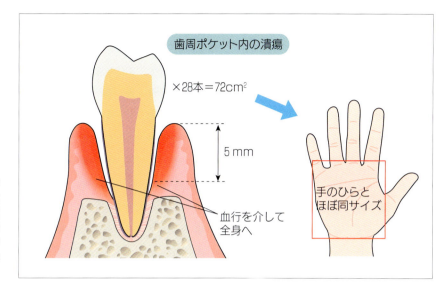

図12-2 手のひらサイズの潰瘍．深さ5mmの歯周ポケットが上顎・下顎あわせて28歯に存在すると仮定すると，その表面積は72cm²になる．それはほぼ手のひらの大きさに相当する，という．そこに潰瘍が形成されれば，大量の歯周病原性細菌は容易に血液中に入り込むことができる．

　別の見方をすると，深さ5mmの歯周ポケットが口腔内上下28歯に存在すれば，その表面積は72cm²で，手のひらとほぼ同じ大きさになります．これらのポケットの中で微小潰瘍が形成され血管を含む結合組織が露出していれば，歯周病原菌は容易に血管内に侵入することができる，と考えられています[2,3]（**図12-2**）．

　また，微小潰瘍からの出血時の鉄が歯周病原細菌（*P.g.*菌）の栄養源になっていることは，よく知られています．

参考文献
1．下野正基．やさしい治癒のしくみとはたらき．東京：医歯薬出版，2013：75．
2．Page RC, Offenbacher S, Schroeder HE, Seymour GJ, Kornman KS. Advances in the pathogenesis of periodontitis: summary of developments, clinical implications and future directions. Periodontology 2000 1997；14：216-248.
3．下野正基．新編治癒の病理．東京：医歯薬出版，2011：110-111．
4．天野敦雄・監修．ビジュアル歯周病を科学する．東京：クインテッセンス出版，2012．

PART 1　ペリオの疑問

ペリオ 13　歯周ポケット②

ask　歯周ポケットはどのように形成されるのでしょうか？

answer　歯周ポケット形成は，付着上皮細胞同士の接着斑（デスモゾーム）が壊れてできた隙間が大きくなり，歯周ポケットになります．付着上皮細胞が歯面から剥がれてできるのではありません．

【くわしい説明と Evidence】

実験的に歯周炎を引き起こして，歯周ポケットを光学顕微鏡で観察すると，歯の表面には残存上皮が存在しているのがよくわかります（**図13-1**）．

拡大した写真でみても歯のセメント質表面には残存上皮があり，付着上皮細胞の細胞間隙は拡大しているのがはっきりわかります．拡大した細胞間隙には好中球が多数認められ，歯周ポケット形成の初期の像として確認できます[1, 2]（**図13-2**）．

接着斑（デスモゾーム）のどこが壊れるのかを調べてみると，細胞と細胞を結合する部分，つまりデスモグレインとデスモコリンとよばれる分子が解離することがわか

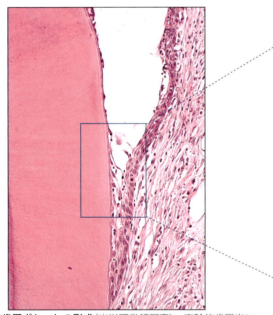

図13-1　歯周ポケットの形成（光学顕微鏡写真）．実験的歯周炎における歯周ポケット形成初期の特徴は，上皮細胞が歯根表面に残存することである．付着上皮細胞の結合，つまりデスモゾームの結合が破壊されるために，細胞間に断裂が生じることがポケット形成のはじまりである．「付着上皮がセメント質表面から剥離して歯周ポケットが形成されるのではない」ことがわかる．

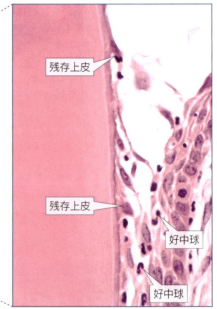

図13-2　歯周ポケットの形成（拡大写真）．**図13-1**の四角の枠で囲んだ部分の拡大像．セメント質の表面に付着上皮が残存しているのがわかる（残存上皮）．上皮細胞の間には好中球が観察される．デスモゾームの数が少なく細胞間隙が拡大している付着上皮は，歯周ポケットが形成されやすい構造であるといえる．

歯周ポケット②

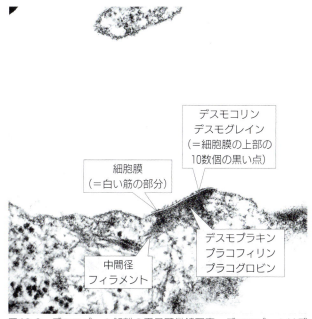

図13-3 デスモゾーム解離の電子顕微鏡写真．デスモゾームはデスモコリン，デスモグレインの部位で解離することがわかる．デスモゾームの細胞間の結合部位が壊れるときは，同時に細胞内部の接着分子にも損傷が生じると考えられる．＊参考文献2より引用

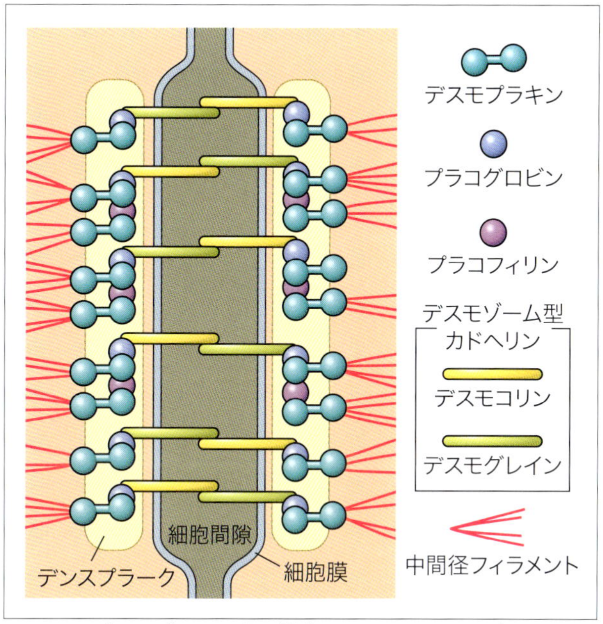

図13-4 デスモゾームの分子構造．アタッチメントプラーク（高密度円板）の部分はデスモプラキン，中間径フィラメント関連タンパク，プラコグロビンによって構成されている．細胞間の結合部位はデスモコリンとデスモグレインから成っている．細胞間の結合部位が壊れるときは細胞間橋の部位で壊れるが，同時に細胞内部の接着分子にも損傷が生じると考えられる．

ります[2]（**図13-3**）．

接着斑（デスモゾーム）を構成する分子の模式図は**図13-4**のとおりです[2]．

デスモゾーム（desmosome，接着斑）

デスモゾームは上皮細胞同士を結合する細胞間結合装置で，直径約0.5μmの構造物です．その構成分子は，デスモコリン，デスモグレイン，デスモプラキンなどです．

デスモゾームは細胞内骨格系（中間径フィラメント）と結合しています．中間径フィラメントはデスモプラキンおよびプラコグロビンと結合しています．これらは円板（デンスプラーク）を形成します．

カドヘリンファミリーの膜貫通型たんぱくリンカー（デスモグレインとデスモコリン）が細胞間の架橋結合を構成しています（**図13-4**）[3]．

まとめると，歯周ポケットは歯肉上皮細胞間の接着斑（デスモゾーム）の解離によって生じるのであって，歯肉上皮細胞が歯面からはがれるのではない，ということができます．

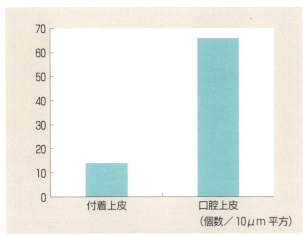

図13-5 単位面積あたりのデスモゾームの数．デスモゾームの単位面積（10μm平方）あたりの数は，口腔上皮では66個であるのに対し，付着上皮ではその約1/5の14個しかない．デスモゾームが少ないということは細胞間の機械的結合が弱いことを意味し，付着上皮においては細胞間隙が広いこと，だから歯肉溝滲出液が通過できること，歯周ポケットが形成されること，に深くかかわってくる．＊参考文献4より引用・改変

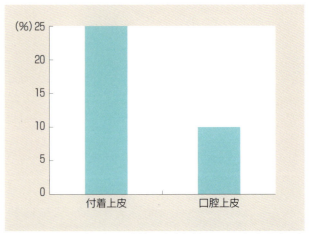

図13-6 細胞間隙の占める割合．上皮組織における細胞間隙の占める割合は，口腔上皮では約10％であるのに対し，付着上皮ではその約2.5倍の約25％である．これは，単位面積あたりのデスモゾームの数が，付着上皮において少ないことに起因している．要するに，付着上皮は口腔上皮と比較すると2.5倍も細胞間隙が広く開いている，ということである．＊参考文献4より引用・改変

　余談ですが，歯面に残存した付着上皮細胞はどうなるのでしょうか？　時間の経過にともなって，唾液や滲出液に含まれるタンパク分解酵素などによって壊されて消失すると考えられます．

　さらにもう1つ，なぜ付着上皮の接着斑（デスモゾーム）が壊れやすいのでしょうか？　その理由は，付着上皮における単位面積あたりの接着斑の数が口腔上皮のたったの1/5しかなく，このために付着上皮では口腔上皮の2.5倍も細胞間隙が拡大している，という付着上皮のもともとの特徴によるのです[4]（**図13-5, 6**）．

参考文献

1. 安彦善裕．ラットにおける実験的歯周炎に関する病理組織学的研究：特にポケット上皮と長い付着上皮の徴細構造，透過性，免疫組織化学および形態計測について．歯科学報 1989；89：1819-1847．
2. 下野正基．新編治癒の病理．東京：医歯薬出版，2011：49, 96-97．
3. Green KJ, Jones JCR. Desmosomes and hemidesmosomes: Structure and function of molecular components. FASEB J 1996；10：871-881.
4. Hashimoto S, Yamamura T, Shimono M. Morphometric analysis of the intercellular space and desmosomes of rat junctional epithelium. J Periodontal Res 1986；21：510-520.

ペリオ 14 プロービング

ask プロービングで上皮を突き破ったら どうなるでしょうか？

answer プロービングによって健常な付着上皮を歯面から剥がすことはできません．プローブが歯肉縁下に深く入っていくのは，付着上皮細胞間の亀裂（隙間）があるからです．上皮細胞間の亀裂（隙間）は，歯周ポケットの初期の姿です．

【くわしい説明と Evidence】

プロービングで健常な付着上皮を突き破ることはできません．突き破ったと感じたら，それはすでに炎症によって歯肉組織が壊された部分にプローブが入った，と考えるべきです．

Weinreb（1960）は，Waerhaug（1952）の実験を追試し，細い人工プローブを用いて実験した結果，①エナメル質表面と上皮との間の接着力は付着上皮細胞と付着上皮細胞との間の接着力よりも強いこと，②付着上皮を引き裂くことなく，歯肉を歯面から剥離することはできないこと，③細い人工プローブを歯肉縁下に挿入すると上皮を歯面から剥がすことはできず，付着上皮細胞の上皮内亀裂が起こること，を証明しています[1〜3]．

歯周ポケットは付着上皮細胞同士の接着斑（デスモゾーム）が壊れてできた隙間がしだいに大きくなって形成されます（ペリオ 13 参照）．具体的には，接着斑を構成する分子のデスモグレインとデスモコリンが解離します（ペリオ 13 参照）．

プロービングで上皮の接着斑を壊したらどうなるか？

デスモグレインとデスモコリンは，機械的な力によっ

図14-1 デスモゾームの結合部位（デスモコリンとデスモグレイン）とカルシウム濃度．デスモゾームの結合部位のデスモコリン，デスモグレインは細胞外の Ca^{2+} 濃度が増すほど結合は強固になり，Ca^{2+} を除去すると構造は弱くなり，タンパク分解酵素によって分解される．＊参考文献4を一部改変

て一度解離したら，上皮性再付着は起こりません．それは損傷が細胞内部まで及ぶからです[3]．

損傷を受けた付着上皮細胞は5〜7日後には再生してきます．再生した付着上皮細胞の細胞表面にはデスモグレインとデスモコリンが現れます．細胞間のカルシウム濃度が低いと分子は機能しませんが，濃度が1mM以上になると機能的に配列して細胞と細胞は接着斑によって機械的に結合すると考えられます[4]（**図14-1**）．

参考文献

1．Weinreb MM. The epithelial attachment. J Periodontol 1960；31：186-196.
2．Waerhaug J. The gingival pocket. Odont Tidskr 1952；60[Suppl 1]：1-186.
3．下野正基，山村武夫，雨宮璋，二階宏昌・訳．シュレーダー歯周組織．東京：医歯薬出版，1989，：248, 315．
4．中村桂子，松原謙一・監訳．細胞の分子生物学，第4版．東京：Newton Press，2004：1083．

PART 1　ペリオの疑問

ペリオ 15　炎症と力

 歯周病の進行には，炎症と力のどちらが多く関与しているのでしょうか？

「歯周病の進行には，力よりも炎症が強く関与している」というのが国際的に一致した見解です．

【くわしい説明と Evidence】

共同破壊作用

「炎症か力か」という問題は50年以上も前から議論されてきました．その代表的なものが1965年 Glickman によって提唱された「共同破壊作用」です．これは歯肉縁下のプラークが付着している歯に外傷性の力が加わると，歯肉の炎症と力は共同して歯周組織を破壊する，という仮説でしたが，今は信じられていません．しかし，外傷性の力は歯周疾患を増悪させる因子の1つである，というコンセンサスは得られています[1]（**図15-1**）．

1980年代の研究

1980年代に咬合性外傷と炎症との関連についての多くの研究が報告されました．その研究結果を要約すると，「健康な歯周組織に力（咬合力，矯正力，外傷）を与えた場合，力に対応した変化が歯周組織に起こるが，炎症は起きない（歯周組織の破壊は起きない）．歯周炎に罹患している歯の歯周組織に力（咬合力，矯正力，外傷）を加えると，歯周組織の破壊が起こる．圧下移動，挺出移動では健常な歯周組織の改変は起こるが，組織破壊は起きない」ということになります[2〜6]．

準無菌飼育動物を用いた実験

炎症と力（歯周炎と咬合力），どちらの因子が歯周組織破壊に関与しているのか？を明らかにするために，筆者らは①通常飼育（感染あり）と②準無菌飼育（感染なし）のラット上顎臼歯にゴムを挿入し（＝外傷性の力を加える），経時的にゴム挿入部の組織変化を観察しました．「準無菌飼育」とは歯周病原菌など病原性細菌は存在しない飼育環境のことで，SPF（Specific Pathogen Free）とよばれています．「無菌飼育」は germ free とよばれ，まったく細菌が存在しない環境です．

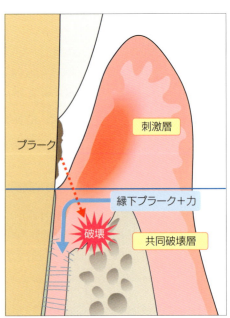

図15-1　Glickman の共同破壊作用を示す模式図．Glickman の共同破壊作用は「歯肉縁下のプラークが付着している歯に外傷性の力が加わると，歯肉の炎症と力は共同して歯周組織を破壊する」という仮説である．

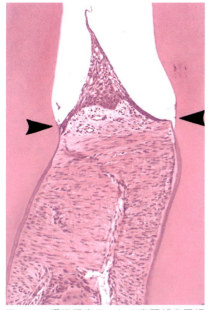

図15-2 通常飼育ラットの歯頸部歯周組織，無処置対照群（HE 染色）．歯間乳頭部の歯肉結合組織，歯根膜および骨組織の構造は明瞭である．付着上皮の先端はセメント - エナメル境と接着している（矢頭）．

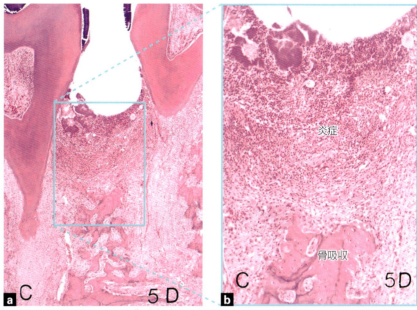

図15-3 通常飼育ラットのゴム挿入後5日目．
a：歯間乳頭部の歯肉結合組織の部分には著明な炎症があり，組織の一部は消失している．骨は吸収され，付着上皮も認められない．
b：炎症性細胞浸潤と破骨細胞による骨吸収が観察される（**図a** の青枠の拡大像）．

　病理組織学的に検索すると，通常飼育ではゴム挿入によって，著しい炎症が惹起され，歯槽骨は吸収されました．骨吸収によって歯の変位も生じていました（**図15-2〜4**）．

　一方，準無菌飼育では，炎症はきわめて軽微でした．歯肉軟組織は消失したものの，骨吸収は起こりませんでした．軟組織消失はゴムの機械的刺激によるものと考え

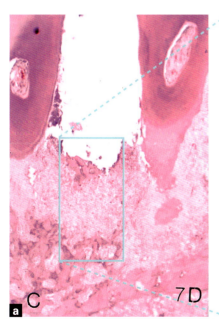 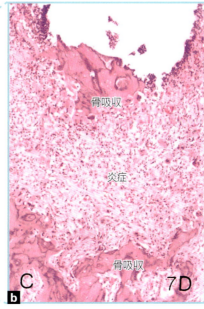 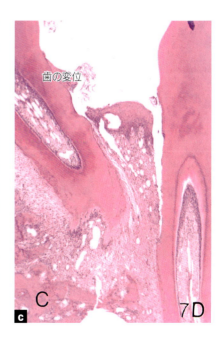

図15-4 通常飼育ラットのゴム挿入後7日目．
a：炎症はさらに拡大し，骨吸収も進行している．
b：**図a** の青枠の拡大像．骨吸収をともなった炎症性細胞浸潤が顕著である．
c：別の症例では，骨吸収の後，歯の変位が引き起こされた．＊参考文献7より引用

られました(**図15-5, 6**).

ゴム挿入によって惹起された歯周組織の変化を,普通飼育ラットと準無菌SPF飼育ラットとで比較すると,準無菌SPF飼育ラットには,外傷となる力が加わったにもかかわらず,骨吸収など歯周組織の破壊が起こりませんでした.このことから,歯周病の進行には力ではなく感染が深くかかわっていると考えられました[7](**図15-7**).

歯周組織における力と感染の関係——エピジェネティック解析

これまで *in vitro* における歯周病原菌感染の長期実験モデルがなかったために,感染および炎症が歯周組織にどのような影響を与えるのか詳しいことは明らかにされてきませんでした.しかしごく最近,Abikoらは,①培養ヒト歯根膜線維芽細胞へのLPS(内毒素:エンドトキシン)感染の *in vitro* 実験系を開発し,LPSによって細胞を長期間刺激して,細胞間基質への感染の影響をDNAのメチル化過剰(hypermethylation)を用いた評価,つまりエピジェネティック解析を行いました.その結果,LPS長期刺激によって歯根膜細胞外基質(フィブロネクチン,コラーゲン,ラミニン,マトリックスメタロプロテアーゼなど)の遺伝子レベルでの機能が低下していることがわかりました.

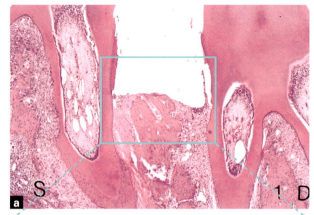
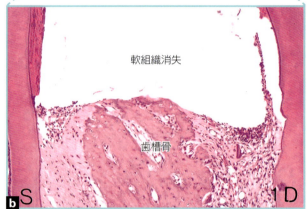

図15-5 準無菌SPF飼育ラットの歯頸部歯周組織(ゴム挿入後1日目)(HE染色).
a:準無菌飼育では歯槽骨頂より歯冠側の軟組織は消失している(ゴムの刺激によると思われる)が,炎症も骨吸収も認められない.
b:**図a**の青い枠の拡大像.きわめて軽微な炎症性細胞浸潤が見られるが,骨は吸収されていない. ＊参考文献7より

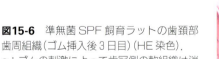
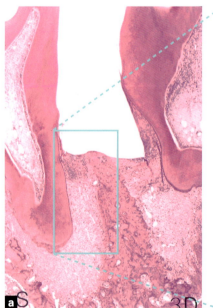
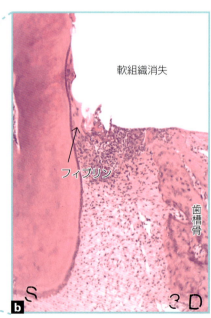

図15-6 準無菌SPF飼育ラットの歯頸部歯周組織(ゴム挿入後3日目)(HE染色).
a:ゴムの刺激によって歯冠側の軟組織は消失している.歯根膜の表層に軽度の炎症性細胞浸潤がみられる.歯槽骨の吸収はない.
b:**図a**の青い枠の拡大像.軟組織の一部は消失している.歯根膜の表層に軽度の炎症性細胞浸潤がみられるが,歯槽骨の吸収はない.7日後まで観察しても,炎症は進行しなかった. ＊参考文献7より

炎症と力

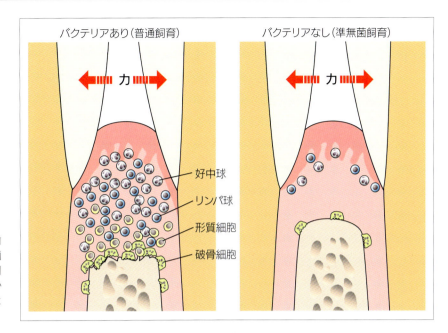

図15-7 ゴム挿入によって惹起された歯周組織の変化を，普通飼育ラットと準無菌SPF飼育ラットとで比較した模式図．歯周病の進行には力ではなく，感染が深くかかわっていると考えられる．＊参考文献7より

　この結果は，LPSの慢性感染によって歯根膜細胞の中でDNAのハイパーメチレーション(メチル化過剰)というエピジェネティック(遺伝子の発現)の変化が起きて，細胞外基質(コラーゲンなど)の機能が低下して，機械的力に耐えられなくなり(力に弱くなり)，その結果，咬合力による骨吸収が起きるのではないかと示唆されています[8](**図15-8**).

　わかりやすくいうと，「歯周病の進行には力よりも炎症が強く関与している」ことがエピジェネティック解析によっても強く示唆されました．日本では感染よりも力の影響を重要視する考え方も広く浸透していますが，これまで感染による影響が明らかにされていなかったために，臨床的には力の影響を過剰に評価してきたのではないかと推測されます．

用語の説明

　エピジェネティック(epigenetics)とは，DNAの塩基配列の変化をともなわず遺伝子発現が変化する現象のことです．DNAのメチル化修飾やヒストンの化学修飾がその代表的な例です．

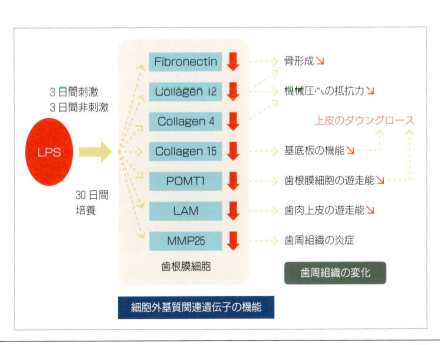

図15-8 歯周病原菌による長期感染が歯根膜に及ぼす影響を示す模式図．LPS(内毒素)を長期間にわたって歯根膜細胞に暴露すると，フィブロネクチン・コラーゲン・ラミニン・マトリックスメタロプロテアーゼなどの遺伝子レベルでの歯根膜機能が低下するので，骨形成能や力に対する抵抗力などが妨げられる．つまり，歯周病は力ではなく感染によって悪化・進行することが示唆される．
POMT1：O-マンノース転移酵素タンパク
LAM：ラミニン
MMP：マトリックスメタロプロテアーゼ

DNAメチル化とは，DNAの配列の中でシトシンにメチル基(-CH$_3$)がくっつくこと．DNAのプロモーター(遺伝子がはたらくかはたらかないかを制御している部分)がメチル化されると，その遺伝子ははたらかなくなります．エピジェネティックに深く関与する現象です．

DNAのメチル化過剰(Hypermethylation)とは，遺伝子発現を制御するプロモーター領域の過剰なメチル化のことです．メチル化によって遺伝子が休眠させられ，結果的には遺伝子欠損と同じ機能の状態となってしまいます[9,10]．

参考文献

1. Glickman I, Smulow JB. Alteration in the pathway of gingival inflammation into the underlying tissues induced by excessive occlusal forces. J Periodontol 1965 ; 33 : 7-13.
2. Ericsson I, Lindhe J. Effect of longstanding jiggling on experimental marginal periodontitis in the beagle dog. J Clin Periodontol 1982 ; 9 : 497-503.
3. Lindhe J, Ericsson I. The effect of elimination of jiggling forces on periodontally exposed teeth in the dog. J Periodontol 1982 ; 53 : 562-567.
4. Ericsson I. The combined effects of plaque and physical stress on periodontal tissues. J Clin Periodontol 1986 ; 13 : 918-922.
5. Polson AM. Interrelationship of inflammation and tooth mobility (trauma) in pathogenesis of periodontal disease. J Clin Periodontol 1980 ; 7 : 351-360.
6. Lindhe J, Nyman S. Occlusal therapy. In: Lindhe J, Karring T, Lang NP, eds. Clinical Periodontology and Implant Dentistry. Copenhagen: Munksgaard, 1997 : 711-726.
7. 下野正基，浜田義信，井上孝，山村武夫，古賀正忠．咬合性外傷による歯周組織の変化．the Quintessence 1986 ; 5(7) : 1044-1055.
8. Takai R, Abiko Y, et al. DNA hypermethylation of extracellular matrix-related genes in human periodontal fibroblasts induced by stimulation for a prolonged period with lipopolysaccharide derived from P. gingivalis. J Periodontal Res 2016 ; 51 : 508-517.
9. Gluckman PD. Epigenetics and metabolism in 2011: epigenetics, the life-course and metabolic disease. Nat Rev Endocrinol 2011 ; 8 : 74-76.
10. Lod S, Johansson T, Abrahamsson KH, Larsson L. The influence of epigenetics in relation to oral health. Int J Dent Hyr 2014 ; 12 : 48-54.

ペリオ 16 力と骨の変化

歯根膜腔の拡大・歯槽硬線の肥厚・歯槽骨梁の不透過性の亢進は，力の影響なのでしょうか？

おおむねそのとおりです．歯根膜腔の拡大は若年者および歯（歯根膜）への荷重負担がある場合に見られます．歯槽硬線の肥厚は，過剰な咬合圧が長期的に歯根膜に加わった結果と考えられていますが，軽度の歯髄病変の反応という見解もあります．歯槽骨梁の不透過性亢進はピエゾ電流（ペリオ40参照）の関与が示唆されています．

【くわしい解説とEvidence】

歯根膜空隙の幅

ヒトの歯根膜の幅は0.15～0.38mm です．通常，根中央部が一番狭くなっていますので，意図的再植・移植のために抜歯をするときには，根中央部歯根膜の挫滅に注意する必要があります．

歯根膜空隙の幅は，歯のさまざまな機能状態にともなって変化します．荷重負担では幅は広がります．対合歯が欠如する場合や未萌出では幅は狭くなります[1]（**表16-1**）．

加齢にともなって，歯根膜の幅は狭くなります[1]（**表16-2**）．

歯槽硬線

臨床的に歯槽硬線とよばれる部分は，組織学的には固有歯槽骨を指します．この骨組織は歯根膜依存性の組織ですから，歯根膜が失われると歯槽硬線もなくなります．歯根膜がしっかり機能しているときは，エックス線上でもはっきり確認できます．

歯槽硬線の肥厚は，一般には過剰な咬合圧が長期的に歯根膜に加わった結果と考えられています．歯槽硬線の肥厚はそのほか，硬化性骨炎（緻密性骨炎）と診断されるエックス線不透過像の病変とみなされることもあります．

表16-1 さまざまな機能にともなうヒト歯根膜空隙幅径の変化（mm）．＊参考文献1より引用

機能状態	歯数/顎数	歯槽骨頂	根中央部	根尖付近	平均
荷重負担	44/8	0.20	0.14	0.19	0.18
対合歯の欠如	20/12	0.14	0.11	0.15	0.13
未萌出	5/12	0.09	0.17	0.18	0.08

表16-2 年齢にともなうヒト歯根膜空隙幅径の変化（mm）．＊参考文献1より引用

年齢	歯数/顎数	歯槽骨頂	根中央部	根尖付近	平均
11～16	83/4	0.23	0.17	0.24	0.21
32～50	36/5	0.20	0.14	0.19	0.18
51～67	35/5	0.17	0.12	0.16	0.15

これは，弱い歯髄刺激が長時間持続したことによる軽度の炎症に反応した骨硬化病変です[2,3]．

歯槽骨梁の不透過性亢進

歯槽骨（歯槽突起）は歯根が顎骨内に埋入している部分をいい，歯依存性の組織なので，歯が失われると歯槽骨

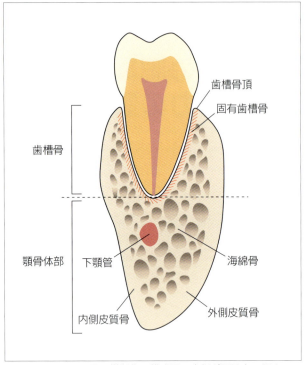

図16-1 ヒト下顎骨の横断像，模式図．歯根が顎骨内に埋まっている部分を歯槽骨（歯槽突起）という．

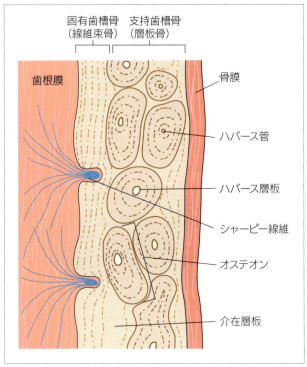

図16-2 歯槽骨の構造を示す組織像．歯槽骨は固有歯槽骨（線維束骨：束状骨）と支持歯槽骨（層板骨）とから成る．固有歯槽骨は薄い骨で，歯槽の壁を形成し，シャーピー線維を埋入している．支持歯槽骨はオステオンまたはハバース系とよばれる同心円状の構造を呈する層板骨である．

も退縮していきます．歯槽骨は歯槽の内壁を構成している「固有歯槽骨」と，それを取り囲んで歯槽を支持する「支持歯槽骨」から成っています[1]（**図16-1**）．

固有歯槽骨は組織学的には線維束骨で，支持歯槽骨は層板骨です[1]（**図16-2**）．

歯槽骨骨梁の不透過性亢進は，ブリッジのポンティック下の骨増生と同様，ピエゾ電流（参照 ペリオ **40**）の関与が示唆されています．

参考文献

1．下野正基, 山村武夫, 雨宮璋, 二階宏昌・訳. シュレーダー歯周組織. 東京：医歯薬出版, 1989：248, 315.
2．飯島国好, 山本共夫, 今井文彰. 歯髄の診断と保存処置. In：下野正基, 飯島国好・編. 治癒の病理 臨床編 第1巻 歯内療法. 東京：医歯薬出版 1993：1-34.
3．須田英明・監訳. バイオロジーに基づいた実践歯内療法学. 東京：クインテッセンス出版, 2007：156.

ペリオ 17 力と垂直性骨欠損

ask 垂直性骨欠損には力が関与しているのでしょうか？

answer 垂直性骨欠損は咬合圧などの外傷性力によって生じるのではありません．「咬合性外傷によって歯周組織が破壊されることはない」とLindheの著書にも明記されています[1]．

【くわしい説明と Evidence】

矯正力と歯周組織との関係について，現在は，①矯正的歯の移動によって，健康な歯周組織に炎症を起こすことはない，②歯の移動によって，健康な歯の結合組織性付着が喪失されることはない，③歯周炎罹患歯でもプラークコントロールされ，炎症が終息していれば，結合組織性付着が喪失されることはない，④プラークが残存していれば，付着の喪失が起こることがある，というのが国際的に一致した見解です[1]．

圧下・挺出の実験的研究によっても，力が骨欠損を生じることはない，と報告されています．つまり，垂直的な圧下の力を加えても付着上皮の先端の付着位置はセメント-エナメル境(CEJ)に位置しており，CEJから歯肉頂までの距離も，CEJから歯槽骨頂での距離も，実験前とほとんど変わりませんでした．

また，挺出力を加えても，歯と接着する付着上皮の先端の位置は変わらず，歯周ポケットも形成されませんでした．これらの実験では矯正力を用いましたが，咬合圧などが加わった場合も同じと考えられます．垂直性骨欠損には力は関与していない，といえます．

詳細については本書次巻②の矯正・その他4，矯正・その他5に記載されています．

参考文献
1. Lindhe J, Nyman S, Ericsson, I. Trauma from occlusion. In: Lindhe J, Karring T, Lang NP (eds). Clinical Periodontology and Implant Dentistry. 3rd Ed, Copenhagen: Munksgaard, 1997：279-295.

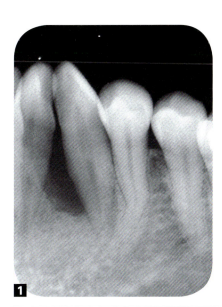
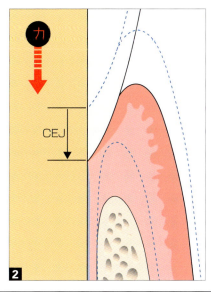

図17-1 垂直性骨欠損のデンタルエックス線写真．歯列不正のため|3は対合歯と咬合していないが，垂直性の骨吸収が認められる．この骨欠損は力ではなくプラークに起因すると考えられる．＊写真提供：牧野明先生(富山県高岡市開業)

図17-2 歯周組織に垂直的な力(圧下)が加わった場合の模式図．プラークコントロールされていれば，圧下の力が加わっても，歯と接着する付着上皮の先端の位置は，正常と変わらず，セメント-エナメル境にある．歯周ポケットも形成されず，骨吸収も起こらない．

PART 1 ペリオの疑問

ペリオ 18　歯槽上線維装置

ask 歯槽上線維装置とは何でしょうか？
どんなはたらきをしていますか？

answer 歯肉結合組織のなかで，一定の方向に配列しているコラーゲンの束を歯槽上線維装置（歯槽上線維群）といいます．

【くわしい説明と Evidence】

歯槽上線維装置を構成しているのは，①歯-歯肉線維，②歯-骨膜線維，③歯槽-歯肉線維，④環状・半環状線維，⑤歯肉間線維，⑥乳頭間線維，⑦骨膜-歯肉線維，です[1]（図18-1）．

歯槽上線維装置の機能

歯槽上線維装置のはたらきは，①歯肉の形を維持する，②歯の位置を歯槽の中に固定する，③矯正治療後の後戻りにかかわる，④クリーピングアタッチメントに関係する，などです．

歯槽上線維装置を構成するコラーゲン線維は活発な代謝をしています．歯根膜のそれにはおよびませんが，皮膚のコラーゲンよりも3倍も早いことがわかっています[1]（図18-2）．

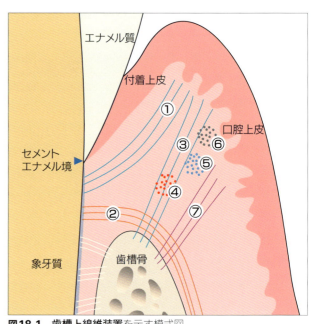

図18-1　歯槽上線維装置を示す模式図．

参考文献
1．Schroeder HE・著．下野正基，山村武夫，雨宮璋，二階宏昌・訳．シュレーダー歯周組織．東京：医歯薬出版，1989：237-240．

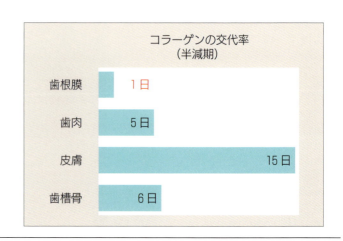

図18-2　コラーゲンの交代率を示すグラフ．歯根膜のコラーゲンの半減期が1日ということは，形成されたコラーゲンが2日で吸収されることを意味するので，非常に速いスピードでコラーゲンが代謝していることがわかる．歯根膜よりも，歯肉は5倍，皮膚は15倍，歯槽骨は6倍，代謝に時間がかかる．

ペリオ 19 スティップリング

健康な歯肉にはスティップリングがありますが，炎症になるとこれが消失するといわれています．一方でスティップリングは歯肉の健康を示す指標にはならないという意見もあります．スティップリングの存在・消失はどう判断すればよいのでしょうか？

スティップリングの有無は歯肉が健康であるか炎症であるかを判断するのに十分な指標ではありません．歯肉の健康はスティップリングだけで判断しないで，歯肉の色や形，歯周ポケットの状態，咬合などの変化を総合して診断すべきです．

【くわしい説明と Evidence】

スティップリングとは，付着歯肉表層にみられる，オレンジの皮に似た小さな凹凸のことです．スティップリングは付着歯肉の部位(遊離歯肉溝と粘膜-歯肉境にはさまれた部分)にみられます[1]．

一般に健康な歯肉ではスティップリングが存在し，炎症では消失するといわれています．しかし，5〜13歳では男女とも約65％でスティップリングは見られないし，成人でも約60％はみられない，という報告もあります[1]．さらに，炎症のある歯肉でもスティップリングがみられることがあることなどから，スティップリングは歯肉の健康を示す指標にならない，と主張する人もいます[2]．

以上のことから，スティップリングの有無が歯肉の健康を示す十分な指標であるとはいえないようです．

スティップリングを組織学的に見ると，隆起(凸の部)は結合組織乳頭に入り込んだコラーゲン線維の束に対応しています．くぼみ(凹の部)は上皮突起の中央と一致しています[3](図19-1)．

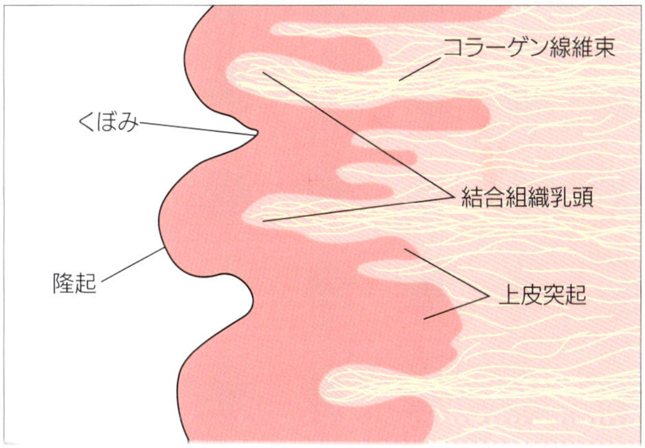

図19-1 スティップリングの模式図．スティップリングの隆起に一致するのは，結合組織乳頭に入り込んだコラーゲン線維束である．くぼみに対応するのは，上皮突起である．

参考文献
1. 下野正基, 山村武夫, 雨宮璋, 二階宏昌・訳. シュレーダー歯周組織. 東京：医歯薬出版, 1989：244.
2. 江澤庸博. 一からわかるクリニカルペリオドントロジー. 東京：医歯薬出版, 2001：32.
3. 下野正基. やさしい治癒のしくみとはたらき. 東京：医歯薬出版, 2013：3-5.

ペリオ 20　Rossの傷害反応説

 歯周炎が存在すると総コレステロール値とLDL値も高くなるのはなぜでしょうか？

 その理由はRossの傷害反応説によって説明できます．内皮細胞が傷害されると，炎症が惹起され，アテロームが形成されます．その過程で，総コレステロール値もLDL値も高くなる，というものです．

【くわしい説明とEvidence】

総コレステロール値とLDL値

総コレステロール値とは，血液に含まれるすべてのコレステロール（中性脂肪，悪玉コレステロール，善玉コレステロール）の総量のことで，正常値は150～199mg/dlです．

LDLは，低比重リポたんぱく（low density lipoprotein）のことで，悪玉コレステロールともいいます．正常値は120mg/dlです．

歯周病があると，総コレステロール値およびLDL値も高くなることが知られていますが[1]，その理由はRossの傷害反応説によって説明できます．

Rossの傷害反応説の機序は図20-1のとおりです[2,3]．要するに，アテローム形成にはマクロファージの活性化とサイトカインが重要な役割を果たしている，ということです．

Rossの傷害反応説によってアテローム性動脈硬化症は炎症性疾患であると考えるようになりました．歯周病と心血管系疾患との関連性を考えるうえで，Rossの傷害反応説はきわめて重要な根拠となっています．

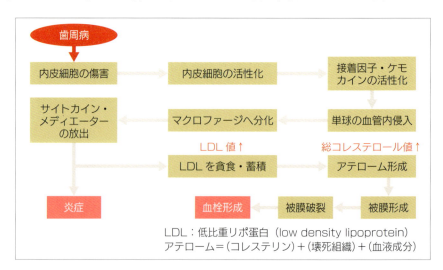

図20-1　Rossの傷害反応説の機序．内皮細胞が傷害されると，内皮細胞が活性化して，細胞接着因子やケモカインを発現する．これらが単球の血管内進入を促してマクロファージに分化させる．増殖・分化したマクロファージが活性化されると，サイトカインやケミカルメディエーターを放出するので炎症が起きる．また，サイトカインやケミカルメディエーターの刺激によってマクロファージはLDLを貪食して細胞内に蓄積し，これがアテロームとなる．LDLの蓄積によってLDL値は上昇し，アテローム形成によって総コレステロール値も高くなる．アテロームは被膜によって被覆されるが，これが破裂すると血栓を形成する．

参考文献

1. 吉江弘正，伊藤公一，村上伸也，申基喆・編．臨床歯周病学．東京：医歯薬出版，2007．
2. Page RC, Offenbacher S, Schroeder HE, Seymour GJ, Kornman: Advances in the pathogenesis of periodontitis: summary of developments, clinical implications and future directions. Periodontology 2000 1997；14：216-248.
3. Ross R. Atherosclerosis--an inflammatory disease. N Engl J Med 1999；340：115-126.

ペリオ 21 妊娠と歯周病

 妊娠時の歯肉に炎症が発生しやすい，あるいは炎症が増悪しやすいのは，なぜでしょうか？

 妊娠にともなってホルモン（エストロゲンとプロゲステロン）の量が増し，口腔内細菌（プレボテーラ・インターメディア　*P. intermedia*）を増殖させるので，炎症が発生し，増悪するのです．

【くわしい説明と Evidence】

妊娠24週以降には，血中のエストロゲンおよびプロゲステロンが上昇します．これらの女性ホルモンは血管の透過性を亢進させ，口腔内細菌叢のP. intermedia が増殖します．P. intermedia は女性ホルモンを好む細菌だからです[1,2]．さらに女性ホルモンのプロゲステロンにはコラゲナーゼ阻害作用があるので，歯肉にコラーゲンが蓄積したり，好中球の遊走能と貪食能が低下したり，T細胞の免疫応答が低下します．これらによって，妊娠にともない，歯肉には炎症が起こりやすい環境がつくられるのです[3]．

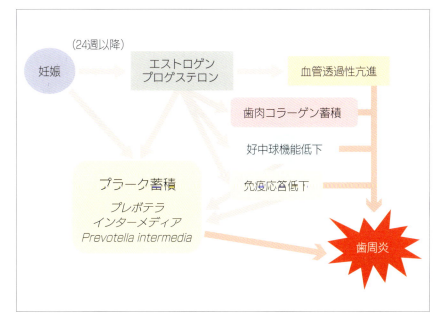

図21-1 妊娠と歯周炎．妊娠によってエストロゲンおよびプロゲステロンが上昇すると，血管透過性の亢進，*P. intermedia* の増殖が引き起こされる．さらに歯肉コラーゲンの蓄積，好中球の機能低下や免疫応答の低下を招く．妊娠にともない，歯肉には炎症が発症しやすい環境がつくられる．

参考文献
1．奥田克爾．歯周疾患の病因．In：下野正基，飯島国好・編．治癒の病理．東京：医歯薬出版，1988：87-104．
2．奥田克爾．デンタルバイオフィルム．東京：医歯薬出版，2010．
3．下野正基．新編治癒の病理．東京：医歯薬出版，2011：122．

PART 1　ペリオの疑問

ペリオ22　喫煙と歯周病

ask 喫煙が歯周病のリスクファクターであり，歯周治療の結果に影響を及ぼすともいわれていますが，なぜでしょうか？

answer 喫煙によって，微小循環機能が低下し（低酸素），歯周病原菌が増加して，免疫機能が低下するため，歯周病が増悪することが示唆されています．

【くわしい解説と Evidence】

喫煙が歯周病を増悪するメカニズム

喫煙によって，①歯周病細菌の増加，②免疫機能の低下，③微小循環機能の低下（低酸素），④線維芽細胞付着傷害，などが引き起こされます．これによって，細菌感染が慢性化し，宿主の免疫・炎症反応ならびに結合組織・骨代謝の異常をきたし，歯周病が増悪すると考えられています[1]（図22-1）．

日本の喫煙の実態

たばこ産業の「平成26年全国たばこ喫煙（者）率調査」に

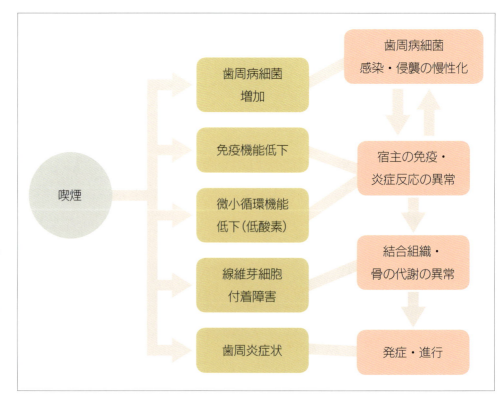

図22-1　喫煙が歯周病を増悪するメカニズム．喫煙は，歯周病原性細菌の増加，免疫機能の低下，微小循環機能の低下による低酸素，線維芽細胞の付着傷害などを引き起こします．これらによって，歯周病が増悪すると考えられています．＊参考文献1より一部改変

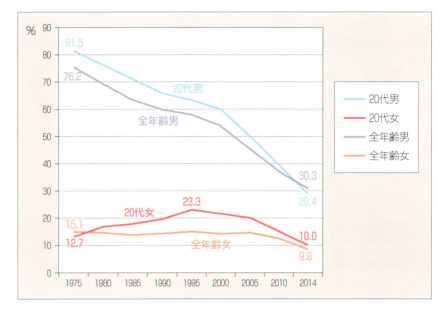

図22-2 わが国における喫煙(者)率の推移を示すグラフ．成人男性の喫煙(者)率は30.3％で，減少し続けているが，諸外国と比べると，まだ高い状況にある．これに対し，成人女性の平均喫煙(者)率は9.8％であり，ピーク時(昭和41年)より漸減しているものの，ほぼ横ばいといった状況である．＊参考文献2より一部改変

よると，成人男性の平均喫煙(者)率は30.3％でした．これは，昭和40年以降のピーク時(昭和41年)の83.7％と比較すると，48年間で53ポイント減少したことになります．

成人男性の喫煙(者)率は，減少し続けていますが，諸外国と比べると，まだ高い状況にあり，約1500万人が喫煙していると推定されます．これに対し，成人女性の平均喫煙(者)率は9.8％であり，ピーク時(昭和41年)より漸減しているものの，ほぼ横ばいといった状況です[2]（**図22-2**）．

参考文献

1. 雫石聡，永田英樹．歯周病のリスクファクター喫煙は歯周病の最大のリスクファクターといえるか．In：(財)ライオン歯科衛生研究所・編．歯周病と全身の健康を考える．東京：医歯薬出版，2004：90-100．
2. 厚生労働省．最新たばこ情報
   http://www.health-net.or.jp/tobacco/product/pd090000.html

PART 1　ペリオの疑問

ペリオ 23　カルシウム拮抗薬と歯肉増殖

 カルシウム拮抗薬による歯肉増殖では，薬剤を変更したほうがよいのでしょうか？

 内科主治医と相談し，カルシウム拮抗薬以外の高血圧治療薬（利尿薬，α・β遮断薬，アンギオテンシン変換酵素阻害薬など）への変更が可能かどうか問い合わせるのがよいでしょう．

【くわしい解説と Evidence】

歯肉増殖（**図23-1**）を引き起こす薬剤としては，①フェニトイン：抗痙攣薬，②ニフェジピン：カルシウム拮抗薬，③シクロスポリンA：免疫抑制剤，があげられます．

薬物性歯肉増殖

プラークコントロールが不十分でプラークが存在していると，歯肉増殖は促進されるといわれてきましたが，薬物性歯肉増殖におけるプラークの役割については見解の一致をみていないようです[1]．

歯肉（歯槽上）線維群を構成しているのはコラーゲンです．①歯-歯肉線維，②歯-骨膜線維，③歯槽-歯肉線維，④環状・半環状線維，が主たる線維群です（**図18-1** 44ページ参照）．

歯肉（歯槽上）線維群の交代率

線維芽細胞は，コラーゲンを産生するだけでなく，自分が作ったコラーゲンを貪食して分解することができます[2,3]．ちなみに，歯肉でのコラーゲンの代謝（交代時間）は10日で，歯根膜では2日，歯槽骨では12日，皮膚では30日です（**図18-2** 44ページ参照）．

カルシウム拮抗薬（降圧剤で歯肉が増殖する機序）

カルシウム拮抗薬はカルシウムイオン・チャンネルを阻害して，カルシウムの細胞内流入を阻害します．コ

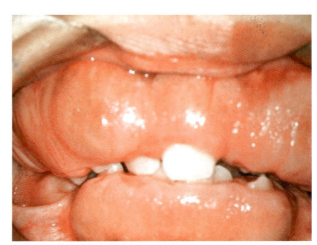

図23-1　薬物性歯肉増殖症の口腔内写真．

ラーゲンを分解するにはカルシウムイオンが必須なのですが，カルシウム拮抗剤がカルシウムイオンの細胞内流入を阻害するので，コラーゲン分解が低下します．その結果，歯肉にコラーゲンが蓄積して「歯肉増殖」が起こる，と考えられます[1]（**図23-2**）．

現在市販されているカルシウム拮抗剤としては，
アムロジン（大日本住友製薬）
ノルバスク（ファイザー）

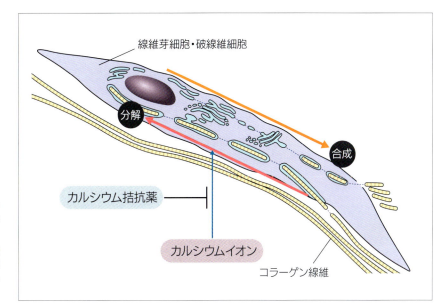

図23-2 カルシウム拮抗薬(降圧剤)によって歯肉が増殖する機序．コラーゲンを分解するためにはカルシウムイオンが必須だが，カルシウム拮抗剤がカルシウムイオンの細胞内流入を阻害するので，コラーゲン分解が低下する．その結果，歯肉にコラーゲンが蓄積するので「歯肉増殖」が起こる．

ヘルベッサー(田辺三菱製薬)

アダラート(バイエル薬品)(一般名：ニフェジピン)

ワソラン(エーザイ)

カルブロック(第一三共)

カルスロット(武田薬品工業)

などがあります．

参考文献

1. Carranza FA, Hogan EL. Gingival enlargement. In: Newman MG, Takei HH, Kokkevold PR (Eds). Carranza's Clinical Periodontology. 12th Ed. St Louis: Elsevier, Saunders, 2015：232-243.
2. Ten Cate AR, Deporter DA, Freeman E. The role of fibroblasts in the remodeling of periodontal ligament during physiologic tooth movement. Am J Orthod 1976；69：155-168
3. Ten Cate AR. Oral Histology. Development, Structure, and Function. 2nd Ed. St Louis：Mosby, 1985：88-100

PART 1　ペリオの疑問

ペリオ 24　糖尿病と歯周病

 糖尿病が歯周病に影響を与えますか？逆に，歯周病が糖尿病に与える影響は何でしょうか？

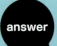 糖尿病で血糖値（グリコヘモグロビン〔HbA1C〕値）が高いと，血中のマクロファージが刺激を受けて，サイトカインを産生します．サイトカインは炎症を促進し，歯周病を悪化させます（図24-1）．
歯周病を治療するとサイトカインが減少します．これによってインスリンの効果が上がり，ブドウ糖のとり込みが増加し，血糖値が改善するので，糖尿病の症状が軽減します（図24-2）．

【くわしい説明と Evidence】（図24-2）

糖尿病の人は一般に，①歯周病の罹患頻度が2〜3倍高い，②免疫力が低下している，③再生力が弱い，といわれています．

歯周病治療によって糖尿病の症状が改善することもよく知られています．

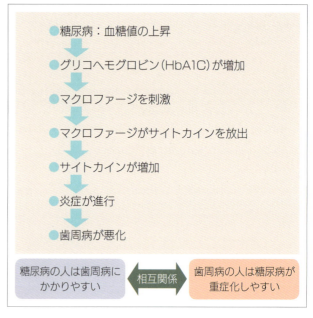

図24-1　高血糖が続くと歯周病も悪化する．血糖値が上昇するとグリコヘモグロビン（糖化ヘモグロビン：HbA1C）が増加してマクロファージを刺激するので，マクロファージからのサイトカイン産生が増加する．これによって炎症が進行し，歯周病が悪化する．糖尿病の人は歯周病にかかりやすい．また，歯周病の人は糖尿病が重症化しやすい．

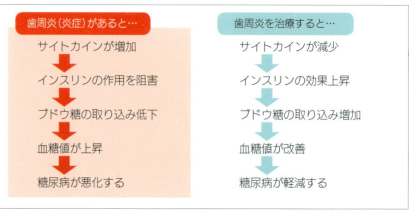

図24-2　歯周病が糖尿病に及ぼす影響．歯周炎があると，サイトカインが血液を介して肝臓や筋肉などへ運ばれる．肝臓では，サイトカインがインスリンの作用を阻害するので，糖の取り込みが低下する．このため，糖尿病は悪化する．歯周炎を治療すると，サイトカインが減少するのでインスリンの効果が上昇する．そしてブドウ糖の取り込みが増加し，血糖値が改善するので，糖尿病が軽減する．

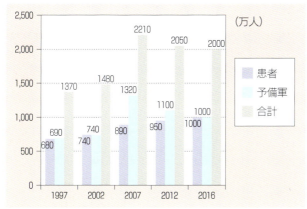

図24-3 糖尿病は国民病．予備軍を含めると2,000万人以上の糖尿病患者がいる，といわれている．＊参考文献1を改変

表24-1 糖尿病の分類．

1型	インスリンを分泌するβ細胞が破壊され，インスリンが枯渇する．自己免疫疾患の1つ．小児や若年層に多く発病．全糖尿病患者の5％以下．インスリン依存型．インスリン治療が必須．
2型	インスリン分泌がゼロではなく，少ないが分泌されている．インスリン分泌低下と，インスリン抵抗性が主な原因．全糖尿病患者の90％以上．いわゆる生活習慣病．インスリン非依存型．

糖尿病とは？

糖尿病は国民病であるといわれています．予備軍を含めるとわが国には2,000万人を超える糖尿病患者がいます．最新の調査（2016年）では糖尿病患者が1,000万人，予備軍も1,000万人いることがわかりました[1]（図24-3）．

糖尿病の症状

糖尿病は，①倦怠感，②口渇，③多飲，④手足の痺れ，⑤体重減少など多彩な臨床症状を示します[2]．

糖尿病の分類（表24-1）

糖尿病はⅠ型とⅡ型に分類されます[2]．

インスリンの役割

インスリンの役割は，以下の2つがあります．
①ブドウ糖を肝臓に蓄積させ，肝臓からの放出を抑える．
②ブドウ糖を筋肉や脂肪細胞などに取り込ませる[3]．

インスリン抵抗性とは？

インスリン抵抗性とは，インスリンの感受性が低下し，グルコースの組織摂取量が低下することをいいます．腫瘍壊死因子（TNF-α）が深く関与するといわれます[4]（図24-4）．

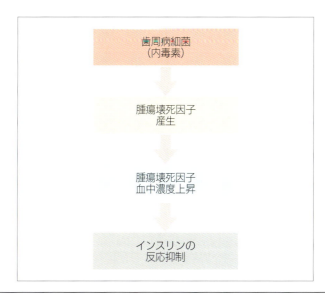

図24-4 歯周病とインスリン抵抗性．歯周病原菌の内毒素は，腫瘍壊死因子の産生を促進し，その血中濃度を上昇させるので，インスリンの反応が抑えられる（インスリン抵抗性）．これによって，血糖値が上昇して糖尿病は悪化する．

表24-2 糖尿病の診断．空腹時血糖が126mg/dl以上であるか，グリコヘモグロビン（HbA1c）が6.5%以上であると糖尿病と診断される．

	糖尿病	正常
空腹時血糖値	≧ 126mg/dl	<110mg/dl
随時血糖値	≧ 200mg/dl	空腹時血糖
75g経口ブドウ糖負荷試験	≧ 200mg/dl	<140mg/dl

➡ グリコヘモグロビン（HbA1C）が6.5%以上なら糖尿病と診断

表24-3 歯科の外科的処置の適否の判断基準．＊参考文献4より引用

空腹時血糖	< 126mg/dl
グリコヘモグロビン（HbA1c）	< 6.5%
尿糖	< 10g/日
ケトン体	（−）
低血糖症状	（−）
体格指数（BMI）	< 22 ± 3
重篤な合併症	（−）

糖尿病の診断

表24-2の診断基準を用います．

糖尿病患者の外科的処置のための判断基準

歯科外来で処置できる糖尿病患者の外科的処置の適否の基準は**表24-3**のとおりです[5]．

糖尿病の合併症

糖尿病の怖さはたくさんの合併症をもっていることです．合併症には，①腎症，②網膜症，③神経障害，④大血管障害，⑤細小血管障害，⑥歯周病，があります．歯周病は糖尿病の6番目の合併症です．

参考文献

1. 厚生労働省．平成28年国民健康・栄養調査結果の概要（http://www.mhlw.go.jp/stf/houdou/0000177189.html）
2. 下野正基．新編治癒の病理．東京：医歯薬出版，2011；117-122．
3. 中村嘉男，森本俊文，山田好秋・編．基礎歯科生理学　第4版．東京：医歯薬出版，2003．
4. 河野隆幸，西村英紀．歯周病と糖尿病の関連性：その新しい捉え方．In：ライオン歯科衛生研究所・編．歯周病と全身の健康を考える．東京：医歯薬出版，2004；162-174．
5. 河村博．糖尿病が歯周病へ及ぼす影響．In：鴨井久一，花田信弘，佐藤勉，野村義明・編．Preventive Periodontology．東京：医歯薬出版，2007；84-88．

ペリオ 25　付着上皮と縮合エナメル上皮

ask　「縮合エナメル上皮」に由来する付着上皮は，成人では口腔上皮が移動しながら，形態が変化して付着上皮になっていくのでしょうか？

answer　付着上皮は「縮合エナメル上皮」に由来します．歯の萌出の過程で，歯の一部が粘膜を破って口腔に露出すると縮合エナメル上皮は「一次付着上皮」になります．縮合エナメル上皮から変化した一次付着上皮は，口腔上皮に徐々に置き換わって，歯が咬合平面に達するころ，口腔上皮由来の細胞によって占められます（二次付着上皮）．

【くわしい説明と Evidence】

付着上皮の発生

付着上皮の発生は歯肉の発生そのものですので，歯の発生から説明します．歯肉は歯依存性の組織ですから，歯がなければ歯肉は存在しません．歯が存在しない場合は歯槽粘膜とか口腔粘膜とよばれます．抜歯をしたあと抜歯窩は口腔粘膜で覆われますが，この粘膜は歯が存在しないので，歯肉とはいいません．口腔粘膜とよばれます．

エナメル芽細胞はエナメル質の形成を完了すると，縮合エナメル上皮となります．縮合エナメル上皮はエナメル質の表面に残存します．萌出にともなって歯が口腔粘膜上皮を破り，いわゆる臨床的萌出の状態になると，縮合エナメル上皮は**一次付着上皮**とよばれるようになります．このとき，一次付着上皮を構成している細胞はエナメル芽細胞由来の縮合エナメル上皮です．さらに歯が

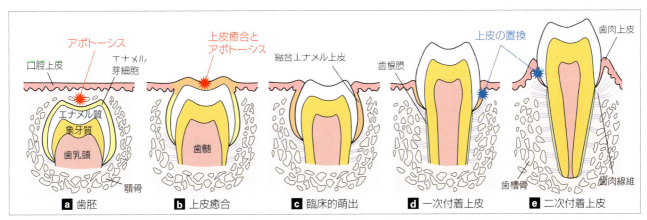

図25-1　歯の萌出と付着上皮形成を示す模式図．蕾状期，帽状期，鐘状期を経て，歯胚は顎骨の中で成長を続ける．歯根が形成されはじめると，歯の萌出も開始される．歯がスムースに萌出されるためにはスペース（萌出路）が必要であり，歯胚頂部の顎骨が吸収されたのち，アポトーシス（プログラムされた細胞死）によってスペースが確保される（**a**：歯胚）．つぎに，エナメル上皮と口腔上皮の癒合と，それに続くアポトーシスが起こる（**b**：上皮癒合）．これによって歯胚は上皮を破って口腔に顔をだすことができる（**c**：臨床的萌出）．さらに萌出が進行すると，歯肉が形成される．エナメル芽細胞由来の縮合エナメル上皮がエナメル質の表面に残存していて，付着上皮（一次付着上皮）となる（**d**：一次付着上皮形成）．さらに歯が萌出すると口腔上皮からの細胞が遊走して，しだいに一次付着上皮は口腔上皮によって置換される（**e**：二次付着上皮形成）．

055

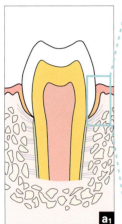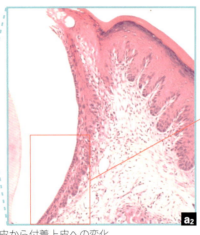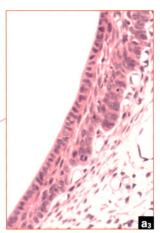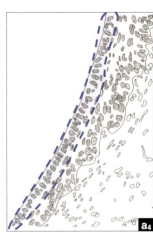

図25-2 縮合エナメル上皮から付着上皮への変化.
a_1：一次付着上皮，模式図.
a_2：一次付着上皮，HE染色．縮合エナメル上皮がエナメル質の表面に存在する.
a_3：一次付着上皮，HE染色，拡大像．縮合エナメル上皮細胞はエナメル質に対して直角に配列している．結合組織と接する口腔上皮細胞は，大型で多角形を呈している.
a_4：一次付着上皮，**図a_3のトレース図**．縮合エナメル上皮（青い点線で囲んだ部分）と口腔上皮の間には，小型で扁平な乳頭状細胞が存在する．エナメル質に対して直角に配列している.

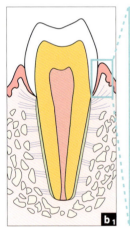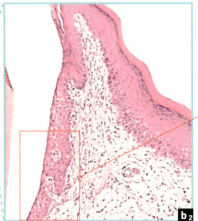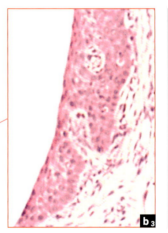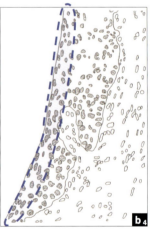

b_1：二次付着上皮，模式図.
b_2：二次付着上皮，HE染色．口腔上皮由来の付着上皮がエナメル質の表面に存在する.
b_3：二次付着上皮，HE染色，拡大像．付着上皮細胞はエナメル質に対して平行に配列している.
b_4：二次付着上皮，**図b_3のトレース図**．付着上皮（青い点線で囲んだ部分）は，エナメル質に対して平行に配列しており，その下の口腔上皮細胞との区別は難しい．＊参考文献2より改変

萌出すると口腔上皮からの細胞が遊走してきて，しだいに**一次付着上皮（縮合エナメル上皮）**は口腔上皮によって置換されます．歯が咬合平面に達するようになると，縮合エナメル上皮は姿を消して，口腔上皮由来の細胞が付着上皮（二次付着上皮）となり，付着上皮層は厚みを増し，成人付着上皮の形態をとるようになります[1]（**図25-1**）．

つまり，縮合エナメル上皮に由来する付着上皮（一次付着上皮）は，口腔上皮から遊走してくる細胞に置き換わって，歯根完成歯にみられる付着上皮（二次付着上皮）になります．

縮合エナメル上皮

縮合エナメル上皮を詳しく観察すると，エナメル質に接する細胞（内エナメル上皮に対応：エナメル芽細胞）は立方形を呈し，エナメル質と直交して配列しています．結合組織と接する口腔上皮（外エナメル上皮に対応）は長方形・多角形で基底膜に対して垂直に配列しています．その間の細胞（星状網細胞に相当：中間細胞）は小型の扁平な細胞で，エナメル質に対して平行に配列しています．歯が口腔粘膜上皮を破り，いわゆる臨床的萌出の状態に

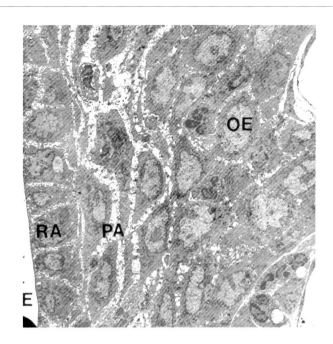

図25-3 一次付着上皮の電子顕微鏡写真．一次付着上皮は縮合エナメル上皮細胞(RA)，乳頭状細胞(PA)，口腔上皮細胞(OE)から成っている．エナメル質(E)と接する縮合エナメル上皮細胞は立方形を呈し，エナメル質に対して垂直に配列している．隣接する乳頭状細胞は小型で多角形をしており，細胞間隙は広くなっている．口腔上皮細胞は大型で，不正形・多角形を呈している．

なると，一次付着上皮とよばれるようになります(**図25-2a₁～₃**).

電子顕微鏡で観察すると，一次付着上皮は，縮合エナメル上皮細胞，乳頭状細胞，口腔上皮細胞から成っています．エナメル質と接する縮合エナメル上皮細胞は立方形を呈し，エナメル質に対して垂直に配列しています．隣接する乳頭状細胞はやや小型で多角形をしており，細胞間隙は広くなっています．口腔上皮細胞は大型で，不正形・多角形を呈して，基底膜に対して垂直に配列しているのがわかります[2](**図25-3**).

参考文献
1. 金子至，下野正基．デンタルハイジーン別冊 歯肉を読み解く．東京：医歯薬出版，2014：107．
2. 浜田義信．ラット臼歯部付着上皮の発生に関する研究．酵素抗体法および電子顕微鏡による観察．歯科学報，1988；88：633-663．

PART 1　ペリオの疑問

ペリオ 26　長い付着上皮とヘミデスモゾーム

ask SRPなどの治療をして得られる長い上皮性付着のうち，歯面に付着している上皮は，すべて付着上皮なのでしょうか？

answer 歯周治療後の歯面に付着している上皮はすべて付着上皮です(図26-1)．付着していなければポケット上皮とよばれます．

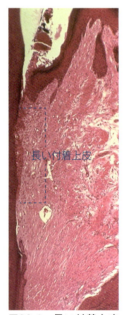

図26-1　長い付着上皮の組織像．

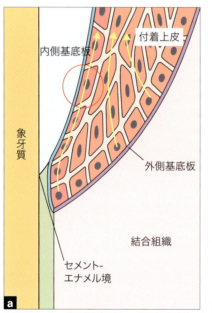

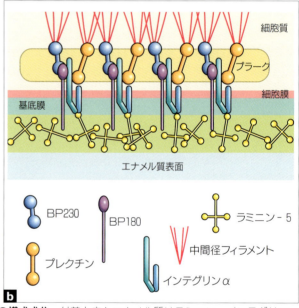

図26-2a, b　内側基底板とヘミデスモゾームの構成成分．付着上皮とエナメル質はラミニン，インテグリン，BP230などによって接着している．Ⅳ型コラーゲン，Ⅶ型コラーゲン，ラミニン-1，パーレカンは存在せず，大量(約12倍)のラミニン-5が付着上皮と歯との接着に重要な役割を果たしている．＊参考文献1より改変

【くわしい説明とEvidence】

通常の付着上皮細胞も，長い付着上皮細胞も，内側基底板およびヘミデスモゾームによって，歯面(エナメル質またはセメント質)とくっついています．その接着に関与する主なタンパクが，基底板内のラミニン-5とヘミデスモゾーム内のインテグリン$\alpha_6\beta_4$です[1] (図26-2a, b)．

ポケット上皮と長い付着上皮

ポケット上皮の場合はほとんどが重層扁平上皮です(図26-3)．そのポケット上皮を顕微鏡で詳細に観察すると，ポケット底部よりさらに根尖側の上皮の一部が歯面とくっついていることがあります．この上皮の一部は長い付着上皮です．上皮のダウングロースの場合も基本的には，上皮の最根尖側は歯面とくっつきながらダウングロースしていきます(図26-4)．

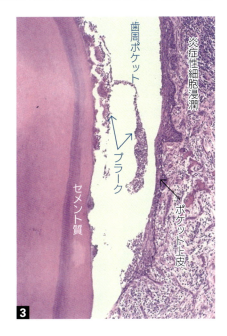
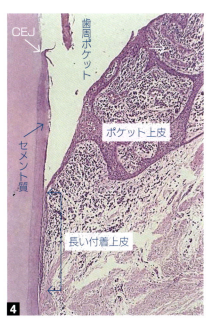

図26-3 歯周ポケットの組織像.
図26-4 ポケット上皮と長い付着上皮の組織像. 歯周ポケットを裏打ちしているのがポケット上皮である. ポケット底部よりさらに根尖側の上皮(長い付着上皮)が歯面とくっついてダウングロースしている.

Caffesse の実験

「口腔上皮が姿を変えて付着上皮になり,反対に付着上皮が口腔上皮に変化すること」は,有名な Caffesse らの実験でも明らかにされています. フラップを内側にたたんで縫合したとき,歯と接触することになった口腔上皮(角化上皮)は非角化上皮に変化しました. 内部にたたまれて歯とは接触しなくなった付着上皮(非角化上皮)は,角化上皮に変化しました. このことから Caffesse らは「口腔上皮の角化能は歯肉溝の環境によって調節されている」と考えました[2](**図26-5**).

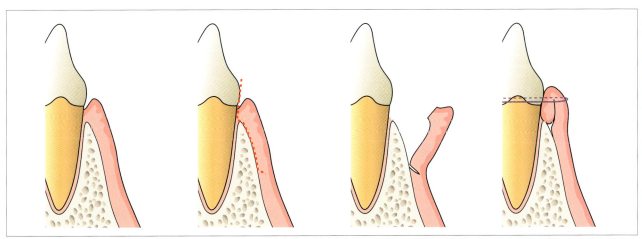

図26-5 Caffesse らの実験の模式図. Caffesse らは歯肉溝の環境と上皮の性質との関連を検討した. 歯肉弁を内側にたたんで縫合すると,歯と接触した口腔上皮は角化上皮から非角化上皮に変化した. 内部にたたまれた付着上皮は,非角化上皮から角化上皮に変化した.
＊参考文献2より改変

参考文献
1. 下野正基. 新編治癒の病理. 東京:医歯薬出版,2011:27-44, 144-153.
2. Caffesse RG, Nasjleti CE, Castelli WA. The role of sulcular environment in controlling epithelial keratinization. J Periodontol 1979;50:1-6.

PART 1　ペリオの疑問

ペリオ 27　上皮性付着①

上皮性付着から結合組織性付着への置換は起こるのでしょうか？

いったん形成された長い付着上皮は短くなり，上皮性付着から結合組織付着に置換されます．

【くわしい説明と Evidence】

筆者らは，ラット臼歯の歯間部にゴムを挿入し，1週後にゴムを除去してその後の治癒過程を観察しました．1週間のゴム挿入によって，骨吸収など歯周組織に顕著な組織破壊が引き起こされます．

ゴム除去後4～8週で，露出根面は長い付着上皮によって被覆されました（**図27-1**）．12週以降の露出根面は新生セメント質によって被覆され，結合組織性の付着に置き換わりました．さらに，いったん形成された長い付着上皮は時間の経過にともなって短くなることが明らかとなりました（**図27-2**）．つまり，この実験モデルでは，上皮性付着が結合組織性付着によって置換される可能性が示されたのです[1]．

図27-3は上皮性付着から結合組織付着への置換を示

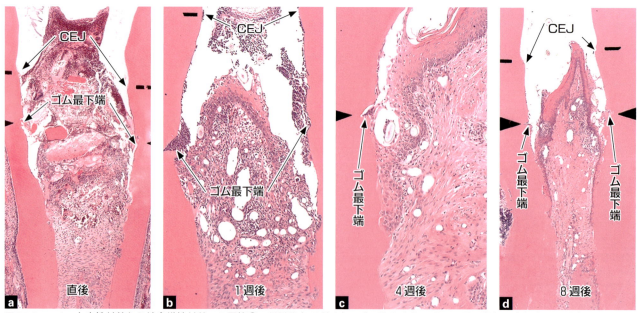

図27-1a〜d　上皮性付着から結合織性付着への置換①：組織像（HE 染色）．ゴム除去直後にゴムの最下端部の歯根表面を改良メスでマークをつけたが，残存組織を引っ掻いたため，出血している（**a**）．1週後では上皮の再生はみられるが，ゴムの最下端部は口腔に露出した状態である．上皮下には大量の肉芽組織が形成されている（**b**）．ゴム除去後4週では，最下端部は上皮によって覆われており，いわゆる上皮性付着が起きている（**c**）．8週後でも最下端部は長い付着上皮によって被覆されている（**d**）．CEJ：セメント - エナメル境．＊参考文献1より引用

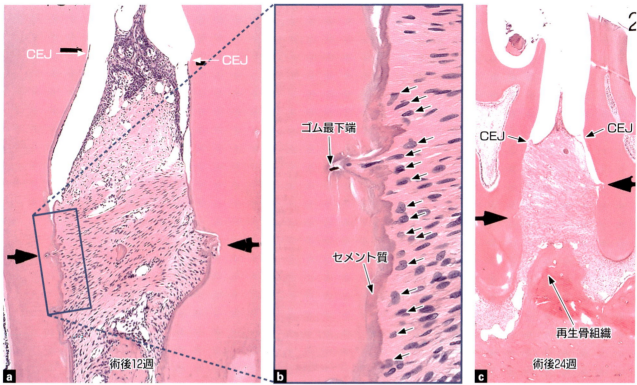

図27-2a〜c　上皮性付着から結合織性付着への置換②：組織像（HE 染色）．12週後になると，最下端部は新生セメント質によって被覆され，結合組織性の付着に置き換わっている（**a**）．CEJ：セメント - エナメル境．**a** の青線枠で囲んだ部の拡大像が **b** である．ゴム最下端部にはセメント質が形成されている．その表層にはセメント芽細胞（**b** 矢印）が配列し，歯根膜へ伸びるシャーピー線維も観察される（**b**）．24週後では，いったん形成された長い付着上皮は時間の経過にともなって短くなっている．付着上皮の接着する位置はセメント - エナメル境（CEJ）付近となっている．骨組織の再生も明瞭である（**c**）．＊参考文献１より

す模式図です．露出根面につけた傷はゴムが入っていた部位のもっとも根尖側を表しています．ゴム除去４週後では，傷の部分も含めて歯根面は長い付着上皮によって覆われています（上皮性付着）．12週後になると，長い付着上皮は短くなり，露出した根面はセメント質によって覆われ，歯根膜の再生も明瞭となります．24週後では骨組織の再生も認められます（結合組織性付着）[1,2]．

上皮性付着が結合組織性付着に置換しうることは，歯

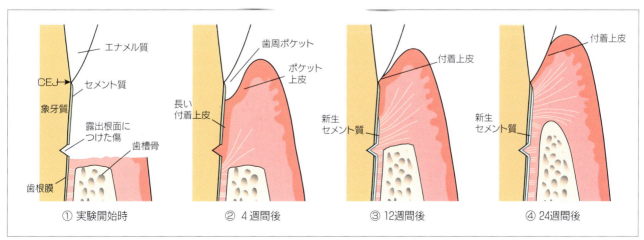

図27-3　上皮性付着から結合織性付着への置換を示す模式図．Waldo 法による実験モデルでは，上皮性付着が結合組織性付着によって置換されることが示されている．上皮性付着から結合組織性付着に置き換わるまで12週間もの長い時間がかかった．

PART 1　ペリオの疑問

周基本治療が単にプラークコントロールのためだけでなく，長期的治療プログラムの一翼を担う重要な方法であることを示しています．

なぜ長い付着上皮は短くなるのか？

根面に長い付着上皮が形成されるのは，核小体形成体を標識して検索した結果，長い付着上皮基底細胞の増殖能がきわめて高いからであるとわかりました[3,4]．

このような上皮性付着から結合組織性付着への置換が起こる理由は，上皮細胞と結合組織細胞の増殖能のレベルに違いがあるからです．具体的には，ゴム除去後4週までは上皮細胞の増殖能がきわめて高いものの，12週以降では上皮の増殖能が低下し，長い付着上皮に細胞を供給できなくなりました．これに対し，結合組織の細胞は4〜12週の間，ほぼ同じレベルの増殖能を維持していたので，時間の経過にともなって，長い付着上皮による上皮性付着は結合組織細胞によって置き換わり，その結果，上皮の短小化が起こったものと考えました[3,4]．

長い付着上皮における接着タンパクの発現を検索してみると，細胞移動に関与するインテグリンα3は，一部で弱い陽性反応を示しました．このことは，正常の付着上皮のターンオーバーとは異なり，長い付着上皮のターンオーバーはかなりゆっくりしていると考えられました[2]（**図27-4**）．

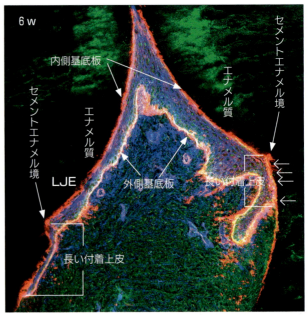

図27-4　長い付着上皮における接着タンパク（ラミニン-5，インテグリンβ4，インテグリンα3）**の発現**（共焦点レーザー顕微鏡写真）．細胞の移動に関与するインテグリンα3は，付着上皮と長い付着上皮の一部で弱い陽性反応（黄色の反応：矢印）がみられたにすぎない．このことは，長い付着上皮の短小化はゆっくり進行するものと考えられる．＊参考文献2より引用

参考文献

1. 橋本貞充，下野正基．上皮性付着と結合組織性付着．In：下野正基，飯島国好・編．治癒の病理　臨床編　第2巻　歯周治療．東京：医歯薬出版，1994：150-164．
2. 下野正基，橋本貞充，杉澤幹雄，正岡孝康，衣松高志，山田了．長い付着上皮による上皮性付着は信頼できる治癒像である．歯界展望 2007；110：416-427．
3. Uno T, Hashimoto S, Shimono M. A study of the proliferative activity of the long junctional epithelium using argyrophilic nucleolar organizer region (AgNORs) staining. J Periodontal Res 1998；33：298-309.
4. Usuda J, Hashimoto S, Enokiya Y, Inoue T, Shimono M. Proliferative activities of epithelial and connective tissue cells in the rat periodontal regeneration using argyrophilic nucleolar organizer regions staining. J Periodontal Res 2004；39：175-187.

ペリオ 28 上皮性付着②

 ask 長い付着上皮による上皮性付着の臨床的意義は何でしょうか？

 answer 長い付着上皮による上皮性付着のもっとも重要な臨床的意義は，処置後の根面を上皮組織でシール（密封）することです．長い付着上皮にはラミニン-5，インテグリン$\alpha_6\beta_4$が発現し，上皮が歯根面と接着することによってシールの機能を果たしています．

【くわしい説明とEvidence】

長い付着上皮は，正常の付着（接合）上皮と同様，接着タンパク（ラミニン-5およびインテグリン$\alpha_6\beta_4$）によって歯と接着しています．このことは，長い付着上皮の歯面への付着は非常に強固であり，歯周組織の内部環境がシール（密封）され，保護されていることを意味します．臨床的にはプラークなどの外部からの刺激を遮断しているという意義があります[1,2]．

長い付着上皮を臨床的に確認するには，つぎの所見に注目して下さい．

① 歯肉に炎症がない，
② プローブがほとんど入らない，
③ 骨の再生がエックス線写真で確認できない（もし再生が確認できた場合は，骨再生の部分が上皮性付着から結合組織性付着に置換したと考えるべきです）．

歯周処置後の根面では多くの場合，上皮性付着がまず起こり，次いで結合組織付着が起こります．

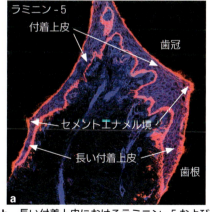 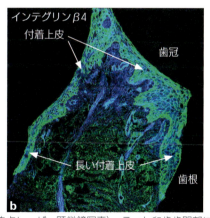

図28-1a, b　長い付着上皮におけるラミニン-5およびインテグリンβ_4の発現（共焦点レーザー顕微鏡写真）．ラット臼歯歯間部にゴムを挿入することによって，実験的に長い付着上皮を歯根表面に形成した．長い付着上皮と歯根表面との界面における接着タンパクラミニン-5（**a**）およびインテグリンβ_4（**b**）の発現を検索した．ラミニンもインテグリンも，付着上皮のみならず長い付着上皮の内側基底板および外側基底板に強く発現している．＊参考文献1より転載

参考文献

1. 下野正基．新編治癒の病理．東京：医歯薬出版，2011：144-149．
2. 下野正基，橋本貞充，杉澤幹雄，正岡孝康，衣松高志，山田了．長い付着上皮による上皮性付着は信頼できる治癒像である．歯界展望 2007；110：416-427．

PART 1　ペリオの疑問

ペリオ 29　歯周基本治療

ask 歯周基本治療はなぜ重要なのでしょうか？

answer 長い付着（接合）上皮は結合組織性付着に置換する可能性があり（図29-1），歯周基本治療によって，臨床的に評価できる治療効果が示されているからです．

【くわしい説明とEvidence】

これまでの歯周組織の再生に関する研究は，再生療法（GTR，Emdogain，歯周外科）に主眼がおかれてきました．しかし，長い付着上皮による上皮性付着が結合組織性付着によって置換されること（**図29-1**），長い付着上皮はラミニン-5，インテグリン$\alpha_6\beta_4$によって歯根表面と接着していること，が明らかとなりました．同時に，プラークコントロール，SRP，プラークリテンションファクターの除去，咬合性外傷因子の除去，暫間固定，MTM，抜歯などの歯周基本治療による治療効果が臨床的にも評価されるようになってきました[1〜3]．

参考文献

1. 谷口威夫. 歯周基本治療の重要性を再考する：長い接合上皮性付着は結合組織性付着に置換する. 日歯周誌 2012；54：46-53.
2. 牧野明. 歯周基本治療で治る！　歯周基本治療で治す！　東京：医歯薬出版，2013.
3. 谷口威夫，山岸貴美恵. 6ミリ以上の歯周ポケットも改善できる8つの階段. 東京：デンタルダイヤモンド，2016.

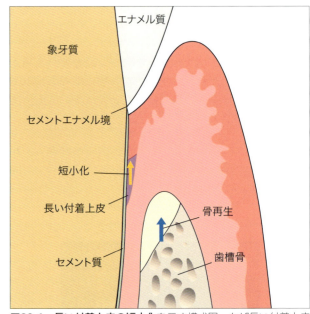

図29-1　長い付着上皮の短小化を示す模式図．なぜ長い付着上皮が形成されるのか？　その理由は，長い付着上皮の基底細胞が非常に高い増殖能をもっているからである．ただ，歯周治療後4週までは上皮細胞の増殖能が高いものの，12週以降では上皮の増殖能が低下し，長い付着上皮に細胞を供給できなくなる．これに対し，結合組織の細胞は4〜12週の間ほぼ同じレベルの増殖能を維持しているので，時間の経過にともなって，長い付着上皮は結合組織細胞によって置き換わり，その結果，上皮の短小化が起こるものと考えることができる．

歯根膜再生

ask 歯周病で失われた歯根膜は，どれくらい（何％？　何mm？）再生するのでしょうか？

answer 歯周病で失われた歯根膜は，歯周治療によって約2～4mmの再生（付着の獲得）があると考えられます．

【くわしい説明と Evidence】

さまざまな治療法によって歯周組織がどのくらい再生したのかという臨床的効果は，システマティックレビュー（メタ解析または無作為化比較試験）の付着の獲得によって評価できます．

たとえば，エムドゲイン®治療によって4.07mmの付着の獲得，つまり歯根膜が再生した（厳密に同じではありませんが），という報告があります[1]．この研究は955例の骨内欠損の症例を含む28の研究をメタ解析したものです．エムドゲイン®治療の場合の付着の獲得（4.07mm）を，フラップ手術（2.55mm），骨移植（4.02mm），GTR（3.64mm），エムドゲイン®とGTRの併用（3.18mm），エムドゲイン®と骨移植の併用（3.48mm）と比較しています（**図30-1**）．これらの数値は絶対的なものではなく，相対的に評価されるべきと考えられます．

ちなみに，GTRとエムドゲイン®を比較した別の研究では，付着レベルの獲得はGTR 4.1mmに対してエムドゲイン®2.4mmであったと記載されています[2]．

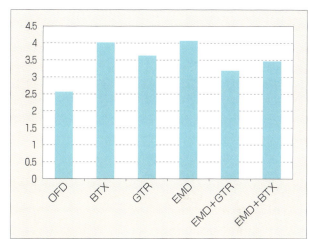

図30-1 歯周治療後のアタッチメントゲインを示すグラフ．＊参考文献1のデータより作成．エムドゲイン®治療の場合（EMD）のアタッチメントゲイン（付着の獲得）は4.07mmで，フラップ手術（OFD）は2.55mm，骨移植（BTX）は4.02mm，GTRは3.64mm，エムドゲイン®とGTRの併用（EMD+GTR）では3.18mm，エムドゲイン®と骨移植を併用した場合（EMD+BTX）は3.48mmであったと記載されている．

参考文献

1. Vanezia E, Goldstein M, Boyan BD, Schwarts Z. The use of enamel matrix derivative in the treatment of periodontal defects : A literature review and meta-analysis. Crit Rev Oral Biol Med 2004 ; 15 : 382-402.

2. Siciliano VI, Andreuccetti G, Siciliano AI, Blasi A, Sculean A, Salvi GE. Clinical outcomes after treatment of non-contained intrabony defects with enamel matrix derivative or guided tissue regeneration : a 12-month randomized controlled clinical trial. J Periodontol 2011 ; 82 : 62-71.

ペリオ 31　3壁性骨欠損

なぜ3壁性骨欠損のときは骨がよく再生するのでしょうか？

3壁性骨欠損のときは，欠損部周囲に既存の骨が存在します．骨の基質中には豊富な骨誘導タンパク(BMP)が含まれており，これが間葉系幹細胞(未分化間葉細胞)を誘導して骨芽細胞に分化させるので，骨がよく再生すると考えられます．

【くわしい解説と Evidence】

3壁性骨欠損があって，しかも欠損部が小さい(たとえば直径が3mm以内である)と，その狭い微小環境内で間葉系幹細胞は速やかに増殖・分化することができます．狭い環境は細胞の足場として適切な条件になると考えられます(**図31-1**)．

2壁性の骨欠損の場合は骨基質が存在する部位には再生が起こりますが，骨基質が存在しない部位には再生は起こりにくいといえます(**図31-2**)．

骨誘導タンパク(BMP)は，骨基質・セメント基質・象牙質基質の中にも存在します．

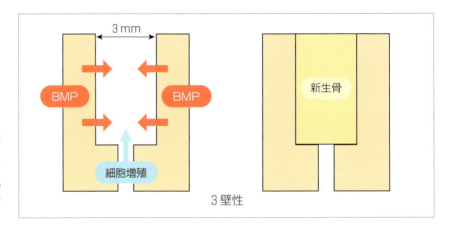

図31-1　3壁性骨欠損の再生．3mm程度の小さな骨欠損であれば，欠損部に増殖した間葉系幹細胞は，骨基質内の骨誘導タンパク(BMP)の誘導によって骨芽細胞に分化する．欠損が小さければ足場の条件もよいので，骨再生は起こりやすい．

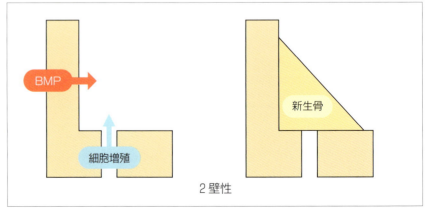

図31-2　2壁性骨欠損の再生．2壁性骨欠損は，3壁性骨欠損よりも一般に大きく，骨誘導タンパク(BMP)の影響を受けにくく，また足場も十分とはいえないので，骨再生は限定的となる．

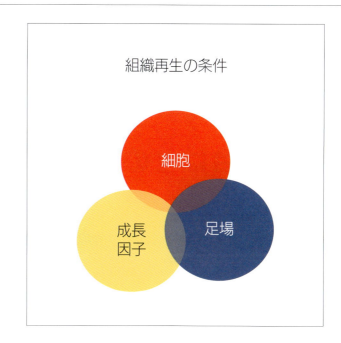

図31-3 組織再生の条件．組織再生にとって必要な条件は，①細胞，②成長因子，③足場，の3つである．

歯周組織再生の条件

再生の条件は，①細胞，②成長因子，③足場，です[1]（**図31-3**）．細胞としては，歯根膜や骨膜内の間葉系幹細胞（未分化間葉細胞）が使えます．成長因子は増殖因子ともいわれますが，5つの因子が知られています．ペリオ**34**（72ページ）を参照して下さい．足場として考えられるのが血餅，骨補填材およびGTR・GBRのメンブレンです．

参考文献
1．下野正基．新編治癒の病理．東京：医歯薬出版，2011：125-143.

PART 1　ペリオの疑問

ペリオ 32　歯肉切除・治癒

　歯肉切除後の治癒を妨げる因子は何ですか？　もしそのような因子が存在した場合はどのように治癒するのでしょうか？

　歯肉切除後の歯肉の再生を妨げる因子として考えられるのは，プラーク（内毒素）と壊死組織です．歯肉切除後にこれらの因子が局所に存在した場合，炎症性反応と上皮の形成（ポケット上皮および長い付着上皮）がみられると考えられます．

【くわしい説明と Evidence】

間接的に関連する2つの研究を紹介します．

歯髄の感染が歯周組織の再生に及ぼす影響の研究

1つ目は，歯髄の感染が歯周組織（とくに上皮）の再生にどのような影響を与えるかを調べた研究です[1]．あらかじめ動物の歯髄を感染させ（感染根管歯：実験群），この歯に歯肉弁を形成し，ルートプレーニングによってセメント質を除去した後，歯肉弁を元に戻して治癒過程を観察しました．対照群は，歯髄は無処置の生活歯で，歯肉弁を形成し，ルートプレーニングによるセメント質除去は実験群と同じように行いました（図32-1）．

実験群では，4週後も10週後も付着上皮は根尖部へ向かって深く侵入する傾向がみられ，この傾向は10週後ではさらに強くなっていました．対照群では，4週後も10週後も上皮の侵入位置はほぼ同じで浅く，歯冠側にありました（図32-2）．

実験結果を要約すると，生活歯の場合，付着上皮はほとんど根尖側へ移動していきません．これに対し，感染根管では，根管内の起炎性物質（内毒素など）が象牙細管を介して歯根表面に移動したために，上皮のダウングロースが起きたと考えられました[1]．

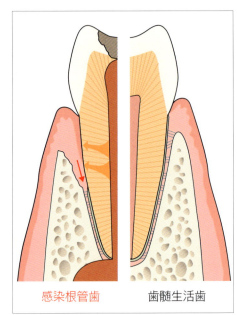

図32-1　歯髄の感染が歯周組織の再生に及ぼす影響の研究（模式図）．ラットの歯髄を感染させ（感染根管歯：実験群），この歯に歯肉弁を形成し，ルートプレーニングによってセメント質を除去した後，歯肉弁を元に戻して治癒過程を観察した．対照群は無処置の歯髄生活歯とした．＊参考文献3より

歯肉切除・治癒

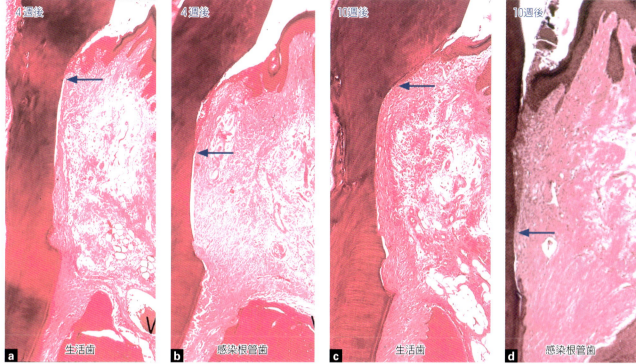

図32-2a〜d　歯髄の感染が歯周組織の再生に及ぼす影響の研究(組織像，HE染色)．4週後も10週後も，実験群(感染根管歯 **b, d**)では付着上皮は根尖部へ向かって深く侵入する傾向がみられる．これは，根管内の起炎性物質(内毒素など)が象牙細管を介して歯根表面に移動したために，上皮のダウングロースが起きたことを示唆している．一方，対照群(生活歯 **a, c**)では，付着上皮はほとんど根尖側へ移動しない．上皮の侵入位置は浅く，歯冠側にあり，4週後も10週後もほぼ同じである．＊参考文献1より

上皮のダウングロースは根面の汚染が原因である

以上の結果から，
①内部環境(血管結合組織)を防御するため，生体には外部環境との境界に，体表の皮膚や，消化管腔内面の上皮や口腔の口腔粘膜上皮のように，必ず上皮組織が備えられている．
②この実験では，感染根管内の起炎性物質が象牙細管を経由して歯根表面に達し，表面は汚染されていた．
③上皮は汚染された歯根表面を外部環境と認識して，深部へ侵入した(ダウングロース)．
と考えられます．いい換えると，上皮のダウングロースは歯根表面の感染(汚れ)によって起こる，ということになります(**図32-2**)．

有髄歯と無髄歯での歯周組織の治癒機転の差異の研究

もう1つの研究は，有髄歯と無髄歯とでは歯周組織(セメント質，歯槽骨，セメント質)の治癒機転に差異はあるのか？を明らかにしたものです．実験的に歯根象牙質窩洞を形成する前に，あらかじめ，抜髄・根管充填を行い，歯周組織の再生を有髄歯のそれと比較しました[2]．

無髄歯でも，有髄歯と同様に，歯槽骨・セメント質・歯根膜は再生されましたが，①再生の時期は遅れ，形成される程度も低いこと(**図32-3, 4**)，②窩洞象牙質ならびに再生セメント質の吸収が顕著であること，③一般に炎症反応が強いこと，などの点が有髄歯と異なっていました．これらの変化は，実験に用いた根管充填材が水酸化カルシウムであったので，その強アルカリ性が起因していたのかもしれません．いずれにしても，歯髄の生死などが象牙細管を介して，歯周組織に及んでいるものと考えられます．

PART 1　ペリオの疑問

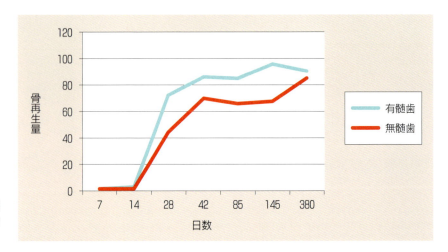

図32-3 骨の再生．歯根窩洞内への骨の増殖侵入を示した例の割合(%)．＊参考文献2より引用・改変

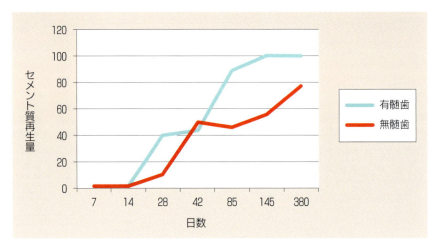

図32-4 セメント質の再生．歯根窩洞2/3以上にセメント質が侵入した例の割合(%)．＊参考文献2より引用・改変

参考文献
1．長野恭輔．感染根管が歯肉被弁手術後の創傷治癒に及ぼす影響に関する実験病理学的研究．日本歯周病学会会誌 1986；28：546-577．
2．堀田祐二．無髄の歯根窩洞における白亜質，歯根膜および歯槽骨の再生に関する実験的研究．歯科学報 1977；77：487-519．
3．下野正基．新編治癒の病理．東京：医歯薬出版，2011：164-171．

ペリオ 33 外科的侵襲

 外科的侵襲の意義は何でしょうか？

 組織再生にとって必須の条件の1つが細胞の増殖です．外科的侵襲を加えると増殖する細胞が増えることが最大の意義であるといえるでしょう．

【くわしい説明とEvidence】

生理的機能時の歯根膜のなかで，分裂増殖する細胞は1～4％です．しかし，傷害を加えると，増殖する細胞は6倍になります[1]．

抜去歯に付着する歯根膜

歯の移植・再植では「抜去した歯にどのくらいの歯根膜が付着するのか」は重要な問題です．歯学部病院口腔外科外来で抜去された歯をホルマリンで固定，脱灰，包埋後，切片を作成して，形態計測をしました．その結果，抜去歯には平均55％の割合で歯根膜が付着していることがわかりました[2]（**表33-1**）．

このことから，抜去された歯に付着している歯根膜は55％の割合で付着しており（0.55），抜歯という外科的侵襲を受けているので，増殖する細胞は6倍に増えているので，$0.55 \times 6 = 3.3$で，付着する歯根膜は全体で約3.3倍の増殖能をもっている，と推測されます．

表33-1 抜去歯に付着する歯根膜．

	抜去歯に付着する歯根膜の範囲（％）	抜去歯に付着する歯根膜の量（mm²/m）
平均	55.43	6.19
標準偏差	22.60	12.87
最大値	96.50	91.41
最小値	31.50	0.26
n	19	50

参考文献

1. Gould TR, Melcher AH, Brunette DM. Location of progenitor cells in periodontal ligament of mouse molar stimulated by wounding. Anat Rec 1977；188：133-142.
2. 下野正基，井上孝．移植・再植における歯根膜の重要性．In：下野正基，飯島国好・編．治癒の病理 臨床編 第3巻．歯の移植・再植．東京．医歯薬出版，1995．85-108.

PART 1 ペリオの疑問

ペリオ 34 細胞増殖因子

細胞増殖に必要な因子は何でしょうか？

歯周組織の再生においては歯根膜が重要なはたらきをします．歯根膜の主な細胞増殖因子として，①骨誘導タンパク(BMP)，②線維芽細胞成長因子(FGF)，③インスリン様成長因子(ILGF)，④血小板由来成長因子(PDGF)，⑤形質転換成長因子(TGF)-β，が知られています

【くわしい説明と Evidence】

歯根膜における成長因子の機能は以下のとおりです[1]．
①骨誘導タンパク(BMP)は，細胞分化・血管形成を促進する．
②線維芽細胞成長因子(FGF)は，細胞増殖・血管形成を促進するが，細胞分化を抑制する．
③インスリン様成長因子(ILGF)は，細胞増殖・細胞外基質形成を増進させる．
④血小板由来成長因子(PDGF)は，細胞増殖・血管形成を高める．
⑤形質転換成長因子(TGF)-βは，血管形成・細胞外基質形成を促進するが，細胞増殖を増進させたり抑制したりする(図34-1)．

BMP：
　bone morphogenetic protein
　骨誘導タンパク
FGF：
　fibroblast growth factor
　線維芽細胞成長因子
ILGF：
　insulin-like growth factor
　インスリン様成長因子
PDGF：
　platelet-derived growth factor
　血小板由来成長因子
TGF-β：
　transforming growth factor-β
　形質転換成長因子

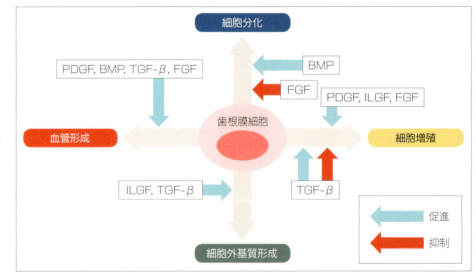

図34-1 歯周組織における成長因子とその機能．歯周組織の再生および恒常性維持に関与する成長因子，分化因子．これらの因子は歯根膜細胞によって産生され，細胞増殖，細胞分化，血管形成，細胞外基質の機能を促進，または抑制する．＊参考文献2より引用・改変

参考文献
1. Shimono M, Ishikawa T, Ishikawa H, Matsuzaki. H, Hashimoto S, Muramatsu T, Shima K, Matsuzaka K, Inoue T. Regulatory mechanisms of periodontal regeneration. Microsc Res Tech 2003；60：491-502.
2. 下野正基．新編治癒の病理．東京：医歯薬出版，2011：143.

エムドゲイン®

 エムドゲイン®はどこにはたらいているのでしょうか？

> **answer** エムドゲイン®は，歯根膜の間葉系幹細胞（未分化間葉細胞）にはたらき，セメント質・歯根膜を再生させて，結合組織性付着により治癒させることが期待されています．近年は歯根膜というよりむしろ上皮細胞に作用して創傷治癒を促進する可能性が示唆されています．

【くわしい解説と Evidence】

エムドゲイン®（Emdogain®）とは何か？

エムドゲイン®は，幼若ブタの歯胚から得られたエナメル基質タンパク（enamel matrix protein：EMP）を精製し，凍結乾燥して，プロピレングリコールアルジネート（propylene glycol alginate）溶液と混ぜたもので，歯周治療に応用されています．スウェーデン・カロリンスカ大学のHammarström教授らによって開発されました[1,2]（**図35-1**）．

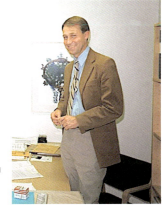

図35-1 L. Hammarström 教授（1983年スウェーデン・カロリンスカ大学にて）．

エナメル基質タンパク（**表35-1**）

エナメル基質タンパクは，エナメルタンパクともよばれ，その約90％はアメロゲニン（アメロジェニン）で，残り10％はエナメリン，シースリンなどです[3]．

エムドゲイン®の期待される作用

エムドゲイン®は歯根形成期に認められる「Hertwig（ヘルトヴィッヒ）上皮鞘によって形成されたエナメル基質タンパクが，間葉系幹細胞に作用してセメント芽細胞に分化し，セメント質を形成する」現象を歯周組織再生に応用するものです（**図35-2**）．

エムドゲイン®には以下のような効果が期待されています．①凝集して不溶性被膜を形成する，②セメント芽細胞が被膜に付着する，③シャーピー線維を埋入した無細胞性セメント質を形成する，④機能性配列を有す歯根膜を形成する，⑤結合組織性付着による治癒を導く，⑥上皮の増殖を抑制する[4]．

エムドゲイン®の効果——文献的考察

エムドゲイン®の実際の効果について文献を渉猟すると，①歯周組織の創傷治癒を促進し，歯根膜細胞を活性化する[5]，②付着上皮のdown-growthを抑制する[6]，③歯周組織の再生を促進し，その効果はGTRよりも高い[7]，④硬組織を誘導することはできない[8]，⑤創傷治癒を促進し，歯周組織形成を促進する[9]，⑥骨芽細胞，上皮細胞，内皮細胞の増殖を促進する[10]，⑦早期に創傷を閉鎖する[11]，などその見解はさまざまで一致していません．

エムドゲイン®の効果（病理学的仮説）

エムドゲイン®の効果は，研究や臨床応用の結果から，以下のように推測できます（これはあくまで仮説です）．

PART 1　ペリオの疑問

表35-1　エナメル基質タンパク.

アメロジェニン（amelogenin）
エナメリン（enamelin）
シースリン（sheathlin）
タフトタンパク（tuft protein）

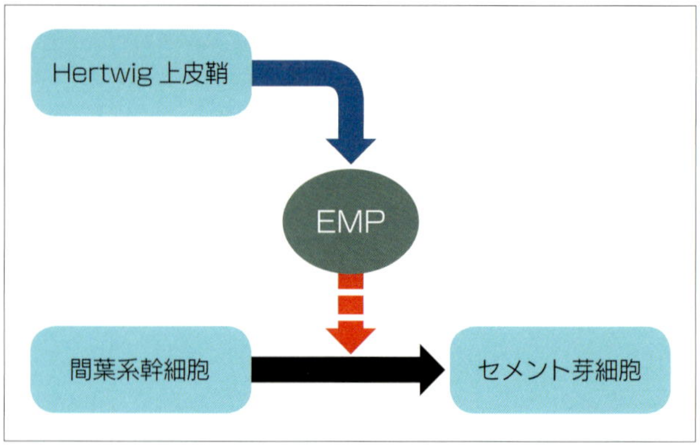

図35-2　エナメル質基質タンパクの機能を示す模式図．Hertwig（ヘルトヴィッヒ）上皮鞘は，エナメル基質タンパク（EMP）を形成する．エナメル基質タンパクは間葉系幹細胞に作用して，これをセメント芽細胞に分化させ，セメント質を形成する．

①エムドゲイン®は上皮細胞の増殖を促進し，長い付着上皮を形成する．これによって，創傷が速やかに閉鎖して治癒する（内部環境が維持されたことによる）．その結果，疼痛などの臨床的症状がでることはない．

②長い付着上皮による上皮性付着が結合組織性付着に置換されるのに長時間を要する．そのために，歯槽骨の再生を臨床的に確認するのに数年を要する．

③エムドゲイン®は，セメント質形成よりも創傷治癒（長い付着上皮形成）に関与している可能性がある．

④ブタ歯胚から作成するので，生産ロットのばらつきが指摘されている．

参考文献

1. Hammarström L. The role of enamel matrix proteins in the development of cementum and periodontal tissues. Ciba Foun Symp 1997；205：246-255.
2. Hammarström L. Enamel matrix, cementum development and regeneration. J Clin Periodontol 1997；24：658-668.
3. Nanci A・編著，川崎堅三・監訳．Ten Cate 口腔組織学，第6版．東京：医歯薬出版，2006.
4. 吉江弘正，伊藤公一，村上伸也，申基喆・編．臨床歯周病学．東京：医歯薬出版，2007.
5. Hoang AM, Oates TW, Cochran DL. In vitro wound healing responses to enamel matrix derivative. J Periodontol 2000；71：1270-1277.
6. Kawase T, Okuda K, Yoshie H, Burns DM. Cytostatic action of enamel matrix derivative (EMDOGAIN) on human oral squamous cell carcinoma-derived SCC25 epithelial cells. J Periodontal Res 2000；35：291-300.
7. Venezia E, Goldstein M, Boyan BD, Schwartz Z. The use of enamel matrix derivative in the treatment of periodontal defects: a literature review and meta-analysis. Crit Rev Oral Biol Med 2004；15：382-402.
8. Koike Y, Murakami S, Matsuzaka K, Inoue T. The effect of Emdogain on ectopic bone formation in tubes of rat demineralized dentin matrix. J Periodontal Res 2005；40：385-394.
9. Bosshardt DD. Biological mediators and periodontal regeneration: a review of enamel matrix proteins at the cellular and molecular levels. J Clin Periodontol 2008；35(8 Suppl)：8-105.
10. Qu Z, Laky M, Ulm C, Matejka M, Dard M, Andrukhov O, Rauschfan X. Effect of Emdogain on proliferation and migration of different periodontal tissue-associated cells. Oral Surg Oral Med Oral Pathol Oral Radiol Endod 2010；109：924-931.
11. Al-Hezaimi K, Al-Askar M, Al-Fahad H, Al-Rasheed A, Al-Sourani N, Griffin T, O'Neill R, Javed F. Effect of enamel matrix derivative protein on the healing of standardized epithelial wounds: a histomorphometric analysis in vivo. Int Wound J 2012；9：436-441.

ペリオ 36　クリーピングアタッチメント①

歯肉のクリーピングは，長い上皮性付着の結合組織性付着への置換を意味するのでしょうか？

長い上皮性付着の結合組織性付着への置換は，クリーピングアタッチメントが起きるときの重要な要素ですが，これだけで歯肉のクリーピングが起こるとはいえないでしょう．

【くわしい説明と Evidence】

クリーピングアタッチメントとは，歯肉縁が徐々に歯冠側へ移動することで，遊離歯肉弁移植，キュレッタージなどの後にみられます．クリーピングアタッチメントのクリープ(creep)とは「這う」という意味です．

クリーピングアタッチメントが起こるためには，
①長い付着上皮の短小化
②歯槽上線維群のうちの環状・半環状線維の増加，ハンモック状のつり上げ（図36-1）
③歯肉組織内の線維芽細胞が筋線維芽細胞（アクチン豊富細胞）であること
の3つがそろうことが必要と考えられます[1,2]．

①長い付着上皮の短小化については「ペリオ 27【上皮性付着①】 上皮性付着から結合組織性付着への置換は起こるのでしょうか？」(60ページ)を参照してください．

②ハンモック状つり上げには，歯肉の歯槽上線維装置の中の環状線維・半環状線維のはたらきが重要と考えられます．これらの線維は歯とは接着しておらず，歯を取り巻くように分布している歯肉のコラーゲン線維束です．

クリーピングのエネルギーは，歯肉コラーゲン線維の代謝または筋線維芽細胞によってつくり出されると考えられます．筋線維芽細胞は豊富なアクチンフィラメントをもっているので，これによって線維束が引っ張られ，歯肉結合組織が収縮すると示唆されています．

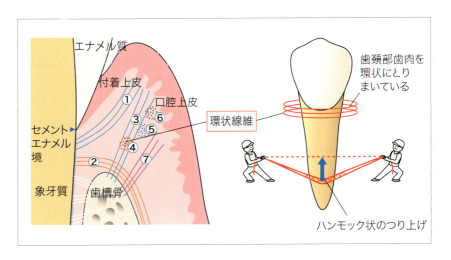

図36-1 クリーピングアタッチメントと環状・半環状線維．
a：歯槽上線維装置．①歯-歯肉線維，②歯-骨膜線維，③歯槽-歯肉線維，④環状-半環状線維，⑤歯肉間線維，⑥乳頭間線維，⑦骨膜-歯肉線維
b：クリーピングアタッチメントが起こるためには，歯槽上線維群のうちの環状・半環状線維がハンモック状につり上げられることが必要である．

参考文献
1．金子至，下野正基．デンタルハイジーン別冊　歯肉を読み解く．東京：医歯薬出版，2014：34-35．
2．下野正基．新編治癒の病理．東京：医歯薬出版，2011：173．

ペリオ37 クリーピングアタッチメント②

ask なぜ歯肉退縮は起きるのでしょうか？

answer 歯肉退縮は、①歯周炎，②矯正治療，③裂開・開窓，④不適切なブラッシングなどによって起こります．

【くわしい説明と Evidence】

歯肉退縮の原因としては，①歯周炎による歯槽骨吸収，②矯正治療，③裂開・開窓，④不適切なブラッシング，⑤歯の位置異常，⑥小帯の位置異常，⑦咬合性外傷，が挙げられます．

そのうち，裂開(dehiscence)とは，歯根のある部分が骨によって完全に被覆されていない状態をいいます．下顎歯の約14％に認められます(図37-1)．

開窓(fenestration)は，窓が開いているように，歯根が骨によって被覆されていない状態を意味します．損傷を受けていない歯槽骨頂より根尖寄りに発生し，頬側に好発します(17〜20％の頻度)[1, 3](図37-2)．

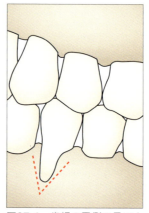

図37-1 歯根の唇側の骨による被覆が不十分な状態を「裂開」という．

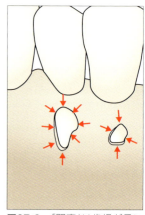

図37-2 「開窓」は歯根が骨によって完全に被覆されていない状態で，損傷を受けていない歯槽頂よりも根尖側に起こる．

歯肉退縮の分類

Millerの歯肉退縮の分類は以下のとおりです[2]．

クラス1
粘膜-歯肉境に至らない退縮で，歯間部軟組織・骨の喪失なし．根面被覆可能．

クラス2
粘膜-歯肉境に至る，または越えた退縮で，歯間部軟組織・骨の喪失なし．根面被覆可能．

クラス3
粘膜-歯肉境に至らない退縮で，軟組織・骨にわずかな喪失あり．部分的な根面被覆しか望めない．

クラス4
粘膜-歯肉境に至る，または越えた退縮で，軟組織・骨に著しい喪失あり．根面被覆は期待できない．

参考文献

1. 吉江弘正, 伊藤公一, 村上伸也, 申基喆・編. 臨床歯周病学. 東京: 医歯薬出版, 2007：152-153.
2. Miller PD Jr. A classification of marginal tissue recession. Int J Periodontics Restorative Dent 1985；5：8-13.
3. 下野正基, 山村武夫, 雨宮璋, 二階宏昌・訳. シュレーダー歯周組織. 東京：医歯薬出版, 1989：156-157.

ペリオ 38 セメント質剝離

 セメント質剝離はどこに起こるのでしょうか？

 セメント質剝離が好発する部位は，臨床的には切歯の近心側で，歯根中央1／3および根尖1／3に認められます．組織学的には，セメント質剝離の約78％がセメント－象牙境で起こります．

【くわしい説明とEvidence】

セメント質剝離の臨床的特徴

セメント質剝離は60歳以上（73.2％）の男性（77.5％）に多くみられます．好発部位は上顎および下顎の切歯（76.0％）です．

セメント質剝離が強く疑われるのは，①腫脹（膿瘍の形成），②深くてせまい歯周ポケット，③骨吸収，④高齢者男性の切歯，⑤咬合性外傷・クレンチングが関連するもの，です[1,2]．

セメント質剝離と鑑別すべき疾患に垂直性歯根破折があります．歯根破折の治療は抜歯しかありませんが，セメント質剝離は外科的に剝離セメント質を除去できるため，必ずしも抜歯の必要はありません．そのためには早期に両者を鑑別診断することが必要です．その要点は**表38-1**のとおりです[1]．

セメント質剝離と不完全な歯内療法との関連を指摘する報告もあります[3]．失活歯の根尖部を顕微鏡で観察すると，小さな亀裂が認められ，その中に細菌塊をつくっていることが明らかにされています[4]．このような微小の亀裂がきっかけとなってセメント質剝離が生じている可能性があります．

セメント質剝離の部位

発生期には象牙質の表面にセメント質が形成され，その後，加齢にともなって重層添加され続けます．セメント質剝離は，組織学的にはセメント質と象牙質の境界部に発生しますが，セメント－象牙境はセメント質と象牙質の基質線維が絡み合って石灰化しており，酸性多糖を含んでいる部分です．このようなセメント－象牙境の特性がその構造的弱さの理由の1つと考えられ，セメント質剝離を引き起こすと示唆されています[5,6]．

つまり，セメント－象牙境におけるセメント質と象牙質の結合は，連続的に添加されるセメント質同士の結合よりも，生理的な状態では弱いと考えられています．さらに，年齢，外傷，咬合による荷重負担，大量のセメント質添加，歯周炎などが，セメント－象牙境の亀裂やセメント質壊死を惹起して，セメント質剝離が生じると考えられます[1,2,7]．

表38-1 セメント質剝離と垂直性歯根破折の鑑別．

	セメント質剝離	垂直性歯根破折
生活歯／失活歯	生活歯が多い（約65％）	失活歯が多い（約88％）
好発部位	切歯が多い（約76％）	臼歯が多い（約83％）
好発年齢	60歳以上が多い（約73％）	40～60歳（約55％）

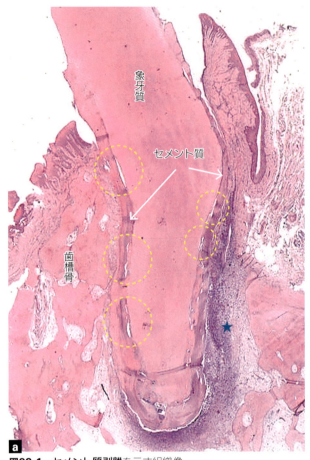
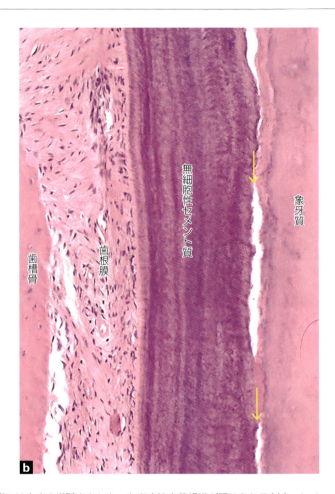

図38-1 セメント質剥離を示す組織像．
a：弱拡大．歯根表面には厚いセメント質が添加されており，その外側には上皮の増殖をともなった炎症性肉芽組織が認められる（★）．セメント-象牙境に多数の亀裂がみとめられる（黄色点線の円）．
b：強拡大．セメント質の剥離は，セメント-象牙境の部分で起こっている（黄色の→）．＊参考文献2より

図38-1は歯周炎が根尖部まで拡がった症例の病理組織写真です．セメント質の肥厚および剥離を示す小さな亀裂が多数観察されます．このような条件下では，セメント質剥離はどの部分で生じてもおかしくありませんが，この小さな亀裂がしだいに大きくなってセメント質剥離を引き起こすと考えられます．セメント質剥離に対するベストな処置法はまだわかっていませんが[1]，現時点で推奨される方法は，剥離したセメント質片を除去することです．

参考文献

1. Lin H-J, Chan C-P, Yang C-Y, Wu C-T, Tsai Y-L, Huang C-C, Yang K-D, Lin C-C, Chang S-H, Jeng J-H. Cemental tear：Clinical charecteristics and its predisposing factors. J Endod 2011；37：611-618.
2. 下野正基．病理の立場からセメント質剥離を考える．the Quintessence 2017；36(11)：48-65.
3. Chou J, Rawal YB, O'Neil JR, Tatakis DN. Cementodentinal tear；a case report with 7-year follow-up. J Periodontol 2004；75：1708-1713.
4. Ricucci D, Siqueira JF Jr. Endodontology. An integrated biological and clinical view. London：Quintessence Publishing 2013：342-343.
5. Lin H-J, Chang S-H, Chang M-C, Tsai Y-L, Chiang C-P, Chan C-P, Jeng J-H. Clinical fracture site, morphologica and histopathologic characteristics of cemental tear：Role in endodontic lesions. J Endod 2012；38：1058-1062.
6. Watanabe C, Watanabe Y, Miyauchi M, Fujita M, Watanabe Y. Multiple cemental tears. Oral Maxillofac Pathol 2012；114：365-372.
7. 金子至，下野正基．デンタルハイジーン別冊　歯肉を読み解く．東京：医歯薬出版，2014：104．

根尖性骨異形成症

ask 根尖病変のようなエックス線透過像と，硬組織に類似した不透過像をともなう症例を稀に経験しますが，この根尖部の病変は一体何でしょうか？（図39-1）

answer 根尖性骨異形成症（根尖性セメント質異形成症）と思われます．

【くわしい解説と Evidence】

根尖性骨異形成症，または根尖性セメント質異形成症は，生活歯の根尖部にセメント質，または骨のような硬組織形成をともなった線維性結合組織の限局性増生を示す病変です（図39-1）．

下顎前歯部が好発部位で，30～50歳代の女性に好発します．臨床的に無症状，エックス線診査で偶然発見されることが多いのも特徴です．病変は通常直径 1 cm を越えることはありません[1]．

初期には根尖部の線維性結合組織が増生するため，球状のエックス線透過像を示しますが，時間がたつと硬組織形成のため，不透過像が混在するようになります（図39-2a～e）．

臨床的に重要なのは「二次感染をともなわない限り治療は必要ない」ということで，しっかり経過を観察することです[1]．図39-2a～e に掲げたエックス線写真は24年の経過を追った症例です．無処置でも24年後には病変が消退しています．

病理組織学的には，線維性結合組織のなかに骨またはセメント質に類似した硬組織が塊状または梁状に形成さ

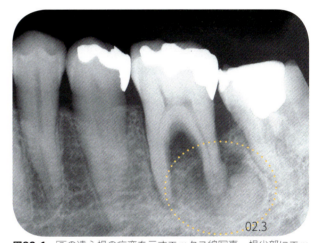

図39-1 「7の遠心根の病変を示すエックス線写真．根尖部にエックス線透過像が見られ，その中に球形のエックス線不透過像がみられる（黄色の円で囲まれた部分）．＊写真提供：鷹岡竜一先生（東京都開業）

れています[1]（図39-3a, b）．また，病変が数歯の根尖部にわたって認められることから，開花性セメント質異形成症と診断しても矛盾はないといえます．

参考文献
1. 下野正基，高田隆・編：新口腔病理学．東京：医歯薬出版，2008：228-230

PART 1　ペリオの疑問

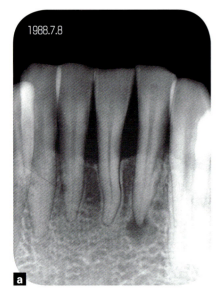
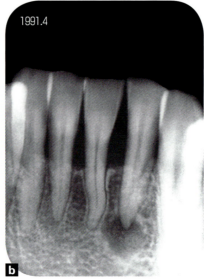
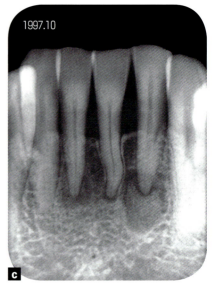
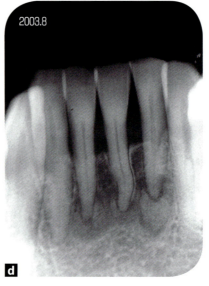
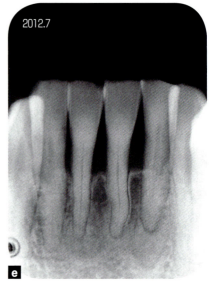

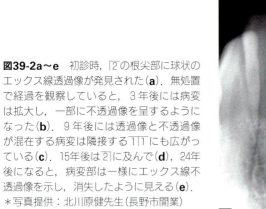

図39-2a〜e　初診時，2̄の根尖部に球状のエックス線透過像が発見された（**a**）．無処置で経過を観察していると，3年後には病変は拡大し，一部に不透過像を呈するようになった（**b**）．9年後には透過像と不透過像が混在する病変は隣接する1̄1̄1̄にも広がっている（**c**）．15年後は2̄に及んで（**d**），24年後になると，病変部は一様にエックス線不透過像を示し，消失したように見える（**e**）．
＊写真提供：北川原健先生（長野市開業）

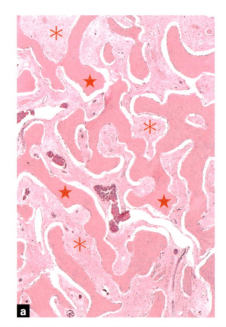
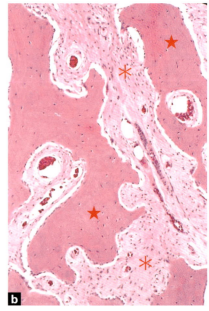

図39-3a, b　根尖性骨異形成症の組織像．線維性結合組織（＊）のなかに骨またはセメント質に類似した硬組織（★）が，塊状または梁状に形成されている．

骨隆起・ポンティック

ペリオ 40

ask ポンティック下の骨の増生は
なぜ起きるのでしょうか？

answer ポンティック下の骨の増生（図40-1）には，ピエゾ電流がかかわっているためと考えられます．

【くわしい解説と Evidence】

ピエゾ電流（piezoelectric current）

緻密骨が機械的な力によって変形すると，骨内の結晶が歪みます．この歪みによって生物電位が変化して生じる電流をピエゾ電流といいます．

骨を電気刺激すると，陰極（−）周囲で骨形成が促進されること，活性の高い細胞は負の電位をもっていることなどから，ピエゾ電流が骨芽細胞の活性に影響を与えると考えられています[1]．

ピエゾ電流と骨形成（仮説）

歪みを受けると，骨の表面に（＋）と（−）の電極が生まれます．（−）の荷電は骨膜内の骨芽細胞を活性化して骨が形成されます．応力が歯根膜を経由しても（ブリッジ），直接骨に伝わっても（インプラント），ピエゾ電流は発生すると考えられます[1]（図40-2）．

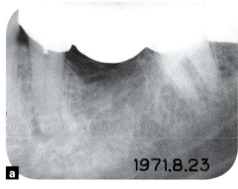
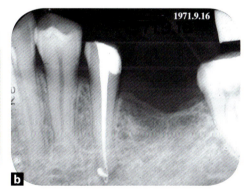
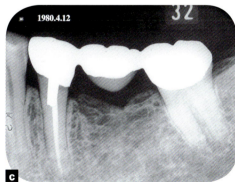
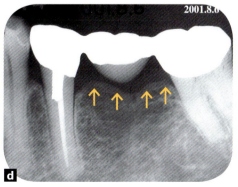

図40-1a〜d ブリッジポンティック下の骨増生を示すエックス線写真．黄色い矢印は骨造成を示す．＊写真提供：北川原健先生（長野市開業）

PART 1　ペリオの疑問

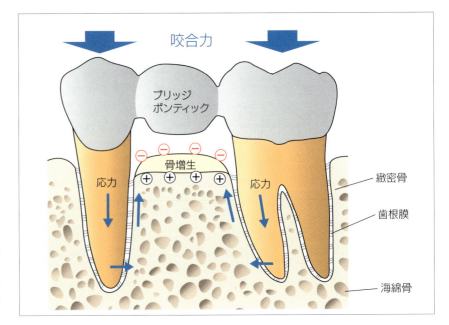

図40-2　ブリッジポンティック下における骨増生のメカニズム(仮説)．支台歯に咬合圧が加わると，力は歯根膜を介して歯槽骨の緻密骨に伝えられる．力によって骨組織がわずかな歪みを受けると，骨の表面に(＋)と(－)の電極が生ずる．(－)の荷電は骨膜内の骨芽細胞を活性化するので，骨が形成される．

表40-1　硬化性骨(骨膜・骨髄)炎の分類．歯髄由来と咬合由来に分けられる．

	歯髄由来	咬合由来
臨床症状	無症状	
エックス線不透過像	根尖部，限局性	歯槽骨，びまん性
原因	軽度炎症 (長期の歯髄病変)	咬合圧 (ピエゾ電流)
骨増生機序	骨膜反応	
処置	とくに必要なし，経過観察	

　電流が骨形成を促進させることは，ウサギや羊を用いた実験でも証明されています[2,3]．

　また，整形外科・リハビテーションの領域でも，骨折の治癒過程において速やかな骨形成を目的として，ピエゾ電流が応用されています．インプラント周囲骨にも同じような変化が見られます(インプラント7 参照　100ページ)．

硬化性骨(骨膜・骨髄)炎

　歯槽骨の局所的骨造成は，病理学的には硬化性骨(骨膜・骨髄)炎と診断されることがあります．その原因は**歯髄由来**の軽度の炎症とみなされてきましたが，これに**咬合由来**のピエゾ電流による硬化性骨(骨膜・骨髄)炎が加わります．両者の違いは**表40-1**に示すとおりです．

参考文献
1. 下野正基．新編治癒の病理．東京：医歯薬出版，2011：166.
2. Goh JC, Bose K, Kang YK, Nugroho B. Effects of electrical stimulation on the biomechanical properties of fracture healing in rabbits. Clin Orthop Relat Res 1988；233：268-273.
3. Dergin G, Akta M, Gürsoy B, Devecioglu Y, Kürkçü M, Benlidayi E. Direct current electric stimulation in implant osseointegration: an experimental animal study with sheep. J Oral Implantol 2013；39：671-679.

歯周組織再生・創傷治癒①

創傷の「治癒」と組織の「再生」は，どのように関連するのでしょうか？

「治癒」とは，傷害が回復した包括的な組織の状態をいいます．「再生」は，失われた組織が同じ細胞の増殖によって元の状態に回復することを意味します．

【くわしい説明と Evidence】

創傷の「治癒」は，「組織の損傷 → 炎症 → 壊死組織・異物の排除 → 修復」という連続的な過程を経て，外見上損傷を受けた組織が補われて，機能障害がとり除かれたときに完了するものです．

「再生」は，組織損傷の原因とは関係なく，失われた組織が隣接の生きている細胞の増殖によって完全に元の状態に回復することをいいます．つまり，「再生」は，細胞を支えている枠組みは傷害されることなしに，細胞だけが死んでなくなったあとに，同じ種類の細胞が分裂して，抜けあとを埋めるというようなミクロのレベルで起こる現象を意味します．

「修復」は不完全な再生で，肉芽組織がさまざまな組織によって置き換わることを示し，**置換による治癒**ともいわれます[1]（**図41-1**）．

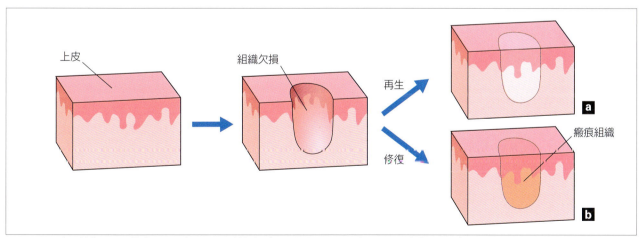

図41-1 再生と修復を示す模式図．再生とは，組織欠損が元の細胞と同じ細胞によって完全に元の状態に回復する状態をいう．修復とは，組織欠損の一部が他の組織に置き換わって治癒することをいう．**a**：再生，**b**：修復．＊参考文献2より引用・改変

参考文献
1. 下野正基．歯科治療に伴う治癒の病理．In：下野正基，髙田隆・編，新口腔病理学．東京：医歯薬出版，2008：104-128．
2. 下野正基．やさしい治癒のしくみとはたらき．東京：医歯薬出版，2013：97．

PART 1　ペリオの疑問

ペリオ 42　歯周組織再生・創傷治癒②

間葉系幹細胞はどこからやってくるのでしょうか？

間葉系幹細胞は，胚性幹細胞から分化し，歯髄や歯周組織など，成人の口腔・顎・顔面領域に存在しています．

【くわしい説明と Evidence】

間葉系幹細胞とは？

　自己複製・分化できる未分化細胞の集団を幹細胞といい，全能性幹細胞，多能性幹細胞，複能性幹細胞，に分類されます．全能性幹細胞はすべての細胞に分化することができ，受精卵がその良い例です．多能性幹細胞は3つの胚葉（内胚葉，中胚葉，外胚葉）のいずれにも分化する能力をもつ細胞で，胚性幹細胞がこれに相当します（**図42-1**）．

　複能性幹細胞というのは成体幹細胞（体性幹細胞）とよばれる細胞で，その分化能はさらに限定されています．成体幹細胞は胚性幹細胞から分化し，造血幹細胞，上皮幹細胞，神経幹細胞，肝臓幹細胞，間葉系幹細胞などとして成人にみられます（**図42-2**）．さらに，間葉系幹細胞は，骨，軟骨，脂肪，結合組織間質，筋肉，腱などへ分化する能力をもっています．

　出生後，口腔顔面領域の組織・器官には，それぞれ特

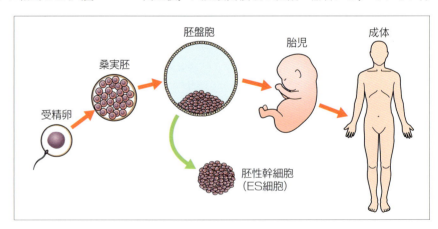

図42-1　胚性幹細胞(Embryonic Stem Cell：ES細胞)．受精卵が2分割，4分割，8分割と分裂して数が増えていくが，だいたい16～32個の細胞が集まった状態が桑実胚である．約5日後には着床前の状態にまで細胞が増えるが，これを胚盤胞という．胚盤胞の内部細胞塊を構成しているのが胚性幹細胞(Embryonic Stem Cell：ES細胞)である．

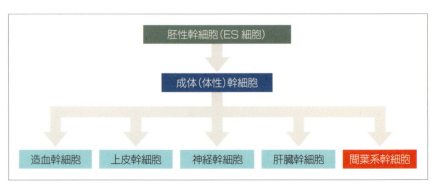

図42-2　間葉系幹細胞．「成体幹細胞」は「胚性幹細胞」から分化し，造血幹細胞，上皮幹細胞，神経幹細胞，肝臓幹細胞，間葉系幹細胞などとして成人にみられる．間葉系幹細胞は間葉系由来組織の細胞に分化する能力を持っており，骨，軟骨，脂肪，結合組織間質，筋肉，腱などへ分化する．

歯周組織再生・創傷治癒②

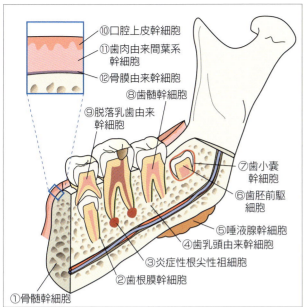

図42-3 口腔顎顔面領域の幹細胞．①骨髄幹細胞，②歯根膜幹細胞，③炎症性根尖性祖細胞，④歯乳頭由来幹細胞，⑤唾液腺幹細胞，⑥歯胚前駆細胞，⑦歯小嚢幹細胞，⑧歯髄幹細胞，⑨脱落乳歯由来幹細胞，⑩口腔上皮幹細胞，⑪歯肉由来間葉系幹細胞，⑫骨膜由来幹細胞　＊参考文献6より改変

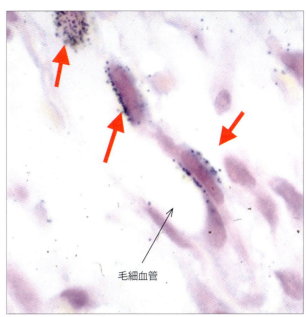

図42-4　3H-チミジンに標識された歯根膜幹細胞．実験的に外科的侵襲を加えて1日後のイヌの歯根膜．3H-チミジンに標識された細胞（赤矢印）が毛細血管の周囲に認められる．標識されたのは「歯根膜幹細胞」（かつては未分化間葉細胞とよんだ）と考えられる．

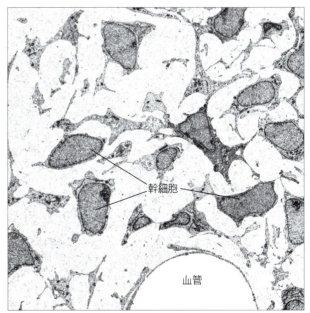

図42-5　歯髄幹細胞の電子顕微鏡写真．幹細胞は核が大きく，細胞質が極めて少ないのが特徴である．

徴的な幹細胞が存在しており，そのほとんどは間葉系幹細胞です[1〜4]．

口腔領域の組織幹細胞

　口腔領域の組織に存在する成体幹細胞には，歯乳頭由来幹細胞，炎症性根尖性祖細胞，歯小嚢幹細胞，歯髄幹細胞，歯根膜幹細胞，骨髄幹細胞，歯胚前駆細胞，唾液腺幹細胞，脱落乳歯由来幹細胞，口腔上皮幹細胞，歯肉由来間葉系幹細胞，骨膜由来幹細胞，などがあります[1〜5]（**図42-3**）．

　歯周組織再生にはそれぞれの組織に存在していた**歯根膜幹細胞**（**図42-4**），**骨膜由来幹細胞，骨髄幹細胞**および**歯小嚢幹細胞**などが関与すると考えられます．

　歯髄の再生には，**歯乳頭由来幹細胞**や**歯髄幹細胞**が関わるものと推測できます（**図42-5**）．

参考文献

1. Pittenger MF, Mackay AM, Beck SC, Jaiswal RK, Douglas R, Mosca JD, Moorman MA, Simonetti DW, Craig S, Marshak DR. Multilineage potential of adult human mesenchymal stem cells. Science 1999；284 (5411)：143-7.
2. Gerson SL. Mesenchymal stem cells: no longer second class marrow citizens. Nat Med 1999；5(3)：262-264.
3. Diogenes A, Simon S, Law AS. Regenerative endodontics. In: KM Hargreaves, LH Berman (eds). Cohen's Pathways of the Pulp, 11th Ed. St Lois; Elsevier, 2016：447-473.
4. Hargreaves KM, Law AS. Regenerative endodontics. In: KM Hargreaves, S Cohen (eds). Cohen's Pathways of the Pulp, 10th Ed. St Louis：Mosby Elsevier, 2011：602-619.
5. 江草宏．幹細胞と再生歯科医療．In：脇田稔，前田健康，中村浩彰，網塚憲生・編，口腔組織・発生学，第2版．東京：医歯薬出版，2015：126-135.
6. 下野正基．Revascularization（再生歯内療法）の課題と可能性．日本歯内療法誌 2017；38：1-12.

PART 2
インプラントの疑問

PART 2　インプラントの疑問

01　インプラントと天然歯

インプラント周囲組織は天然歯の歯周組織とどこが違うのでしょうか？

answer　天然歯の歯周組織と比べるとインプラント周囲組織では，多くの構造と機能が欠落したり，低下しています．具体的には，①上皮のかたちは長い付着上皮に類似し，接着能は弱い，②上皮ターンオーバーは3倍も遅い，③歯肉血管叢は欠如している，④インプラントにはセメント－エナメル境は存在しない，⑤歯槽上線維群は部分的に欠如している，⑥歯根膜が欠如している，などの特徴があります．

【くわしい説明とEvidence】

インプラント周囲組織の問題点（図1-1）

①上皮のかたちと接着能

インプラント周囲上皮が長い付着上皮に類似している理由は不明ですが，セメント－エナメル境を欠如していることと関連があるかもしれません．セメント－エナメル境は上皮との接着，とりわけラミニン（接着タンパク）の発現との関係が示唆されています．

インプラント周囲上皮では接着タンパクの発現が一部のみであることから，その**接着能は弱い**と考えられ，ひいては防御機能も弱いと推測できます．

②上皮ターンオーバー

インプラント周囲上皮のターンオーバーが3倍も遅いということは防御機能が弱いことを示唆しています．

③歯肉血管叢

インプラント周囲上皮に歯肉血管叢はないので，健常歯肉のように**歯肉溝滲出液**はつくられないため，局所の防御機能は弱いと考えられます．

④セメント－エナメル境

セメント－エナメル境がないので，インプラント周囲上皮の先端の位置がどのように決められるのか不明ですが，おそらく骨頂部の位置が決めていると推測されます．生物学的幅径に準ずると，上皮の先端の位置と骨頂部の位置の間に約1mmの結合組織の層が介在すると思われます．

表1-1　インプラント周囲上皮と歯肉付着（接合）上皮との違い．＊参考文献1より引用

	インプラント周囲上皮	付着上皮
外形	長い付着上皮に類似	テーパー状
接着	基底板・ヘミデスモゾーム（歯冠側のみ）	基底板・ヘミデスモゾーム（上皮全層）
ターンオーバー	遅い（付着上皮の1/3の早さ）	早い
上皮下血管叢	有窓性毛細血管，歯肉血管叢なし？	歯肉血管叢，有窓性毛細血管
歯肉溝滲出液	なし？	あり
上皮最先端	周囲骨の高さによる？	セメント・エナメル境

インプラント周囲上皮と天然歯の付着上皮との違いをまとめると**表1-1**のようになります．

⑤歯槽上線維群

歯槽上線維群が部分的に欠如しているので，外部からインプラント周囲粘膜に加わる機械的な力に対する抵抗力が低く，その結果，防御は弱いといえるでしょう．

⑥歯根膜

歯根膜の欠如はインプラント周囲組織における炎症・免疫応答が遅いことを意味するので，インプラント周囲組織は全体的に防御機能が弱いと考えられます．このことがインプラント周囲炎に特徴的な骨吸収パターン（皿状の骨欠損）と関連することが示唆されます[1,2]．

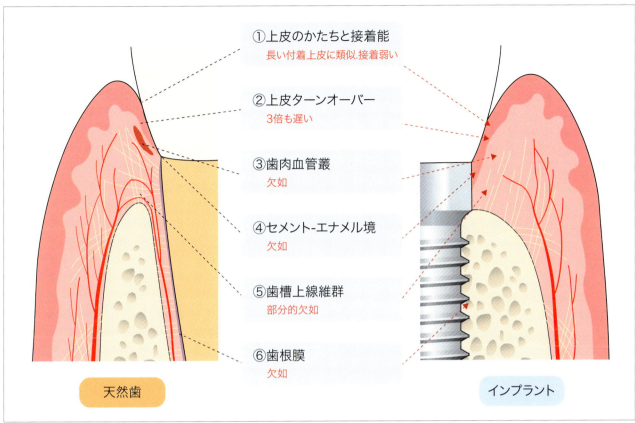

図1-1 天然歯の歯周組織とインプラント周囲組織の比較と，インプラント周囲組織の特徴（赤文字）．＊参考文献2より引用・改変

参考文献
1．下野正基．新編治癒の病理．東京：医歯薬出版，2011：336-356．
2．三上格，下野正基．インプラント治療後の維持管理．the Quintessence 2016；35(12)：48-67

PART 2　インプラントの疑問

インプラント 02　インプラント周囲上皮

ask　インプラント周囲上皮は，インプラントと接着しているのでしょうか？

answer　インプラント周囲上皮はインプラントと接着していますが，接着するのは根尖側の一部分に限局しています．したがって，「インプラント周囲上皮は接着が弱い！」ということができます．

【くわしい説明と Evidence】

インプラント周囲上皮と，付着上皮の接着の違い

通常の付着上皮では全面が歯と接着しているのに対し，インプラント周囲上皮では，インプラントと接着するのは根尖側の一部分（1/3〜1/4）に限局しています．つまり，「接着が弱い！」ということです[1〜3]（**図2-1**）．

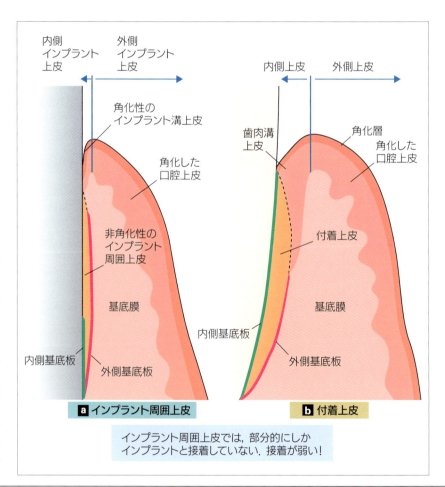

図2-1a, b　インプラント周囲上皮と付着上皮の接着の違いを示す模式図．
a　インプラント周囲上皮．インプラント周囲の粘膜上皮は，「内側インプラント上皮」と「外側インプラント上皮」から構成されている．インプラント周囲上皮の一部は，歯根側で「内側基底板」（緑色の線）を介してインプラントと接着している．しかし，歯冠側2/3のインプラント周囲上皮には内側基底板は形成されない．つまり，上皮とインプラントは接着していない．一方，結合組織とインプラント周囲上皮の間には「外側基底板」（赤色の線）が形成され，これを介してインプラント周囲上皮と結合組織は接着している．
b　正常の歯肉上皮．正常の歯肉上皮では，エナメル質に面した内側の非角化上皮は「付着上皮」と「歯肉溝上皮」から構成されている．これに対して，外側の角化上皮は「歯肉口腔上皮」である．付着上皮は，上皮全層にわたって「内側基底板」（緑色の線）を介してエナメル質と接着し，結合組織とも「外側基底板」（赤色の線）を介して接着している．＊参考文献3より

CT：結合組織
ES：エナメル質
Imp：インプラント周囲上皮頂
IS：インプラント
JE：付着上皮
OE：口腔上皮
OSE：歯肉溝上皮
PIE：インプラント周囲上皮
PISE：インプラント溝上皮
To：歯肉頂

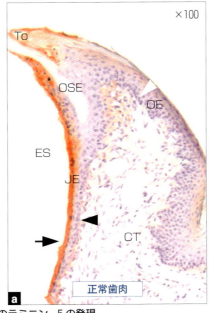
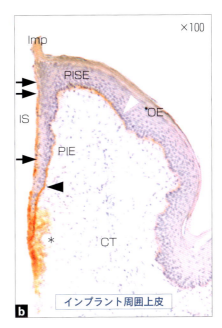

図2-2a, b　正常歯肉とインプラント周囲上皮のラミニン-5の発現.
a：正常付着上皮では，ラミニン-5（茶色部分）は内側基底板に強く発現している（矢印）が，外側基底板（矢尻印）と結合組織の間には発現していない．歯肉溝上皮ならびに口腔上皮と結合組織の間には，陽性反応はみられない．
b：インプラント周囲上皮では内側基底板（矢印）と外側基底板（矢尻印）の部分に強く発現している．しかし，内側基底板の歯冠側には陽性反応はみられない．インプラント周囲上皮の結合組織内にもラミニン-5が発現している（＊印）．インプラント溝上皮ならびに口腔上皮と結合組織の間にも，弱いながら陽性反応がみられる（白い矢印）．＊写真提供：熱田生先生（九州大学）[1]

ラミニン（接着性タンパク）の発現

　正常歯肉とインプラント周囲上皮のラミニン-5の発現を免疫組織化学的に観察すると，正常歯肉では，インプラントと上皮の界面にラミニンが強く発現しているのがわかります．しかし，インプラント周囲上皮では発現が弱く，界面の歯冠側では発現していません[1]（**図2-2b**）．

　免疫電顕像でも，ラミニンは基底板の緻密板に相当する部位に発現していますが，透明板にはみられません．ラミニンが分泌性の接着性タンパクであることを意味しています．

参考文献

1. Atsuta I, Yamaza T, Yoshinari M, Goto T, Kido MA, Kagiya T, Mino S, Shimono M, Tanaka T. Ultrastructural localization of laminin-5 (γ2 chain) in the rat peri-implant oral mucosa around a titanium-dental implant by immuno-electron microscopy. Biomaterials 2005；26：6280-6287.
2. 三上格，下野正基．インプラント治療後の維持管理．the Quintessence 2016；35：2726-2745.
3. 下野正基．やさしい治癒のしくみとはたらき．歯周組織編．東京：医歯薬出版，2013：107.

PART 2　インプラントの疑問

インプラント 03　インプラント/オッセオインテグレーション

ask オッセオインテグレーションとは何でしょうか？

answer 「生活を営む骨組織とインプラント体表面が軟組織を介在せずに接触し，インプラント体に加わった力が骨に直接伝達される状態」をオッセオインテグレーション（骨接触）といいます[1]．

【くわしい説明とEvidence】

オッセオインテグレーション

オッセオインテグレーション（骨接触．＊「骨結合」とよばない理由は後述します）とは，軟組織の介在なしに骨とインプラントとが直接的に結合している状態を意味するとされてきました[2]．そして，光学顕微鏡レベルで隙間がない，密着している，線維性被包ではない，荷重下において機能を維持する，のがオッセオインテグレーションの定義であるともいわれました[3,4]．

オッセオインテグレーションを光学顕微鏡で観察すると，新生骨がチタンと直接結合しているように見えます（白い矢印）（図3-1）．

しかし，オッセオインテグレーションを電子顕微鏡で観察すると，新生骨（B）とチタン（IS）の間には20〜50nmの無定形構造物が存在することが明らかとなりました[1,5,6]．

無定型構造物（図3-2）

インプラントと骨組織との界面に観察される無定型構造物には何が含まれているのかを，免疫電子顕微鏡を用いて検索した結果，骨形成タンパク（オステオポンチンやオステオカルシン）を含んだタンパク多糖複合体が存在することがわかりました[1,7]．

つまり，「オッセオインテグレーションの部位は，線維性被包でもなくアンキローシスでもなく，無定形構造

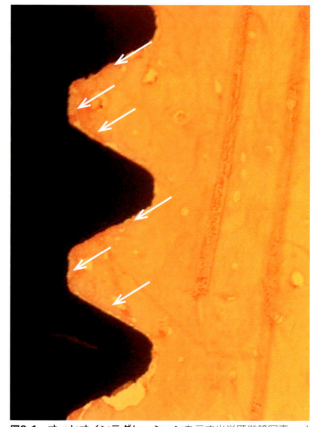

図3-1　オッセオインテグレーションを示す光学顕微鏡写真．インプラントと骨の間に隙間がなく，密着しており，線維性結合組織も存在しないので，被包ではないことがわかる．白い矢印で示すように，骨がチタンインプラントと直接結合しているように見える．

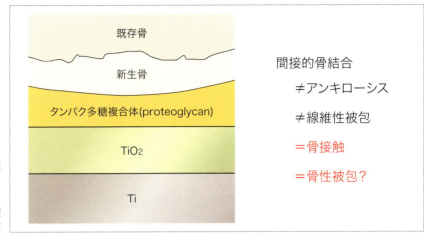

図3-2 オッセオインテグレーションを示す模式図．オッセオインテグレーションの部位は，線維性被包でもなくアンキローシスでもなく，無定形構造物としてみられるタンパク多糖複合体が存在する．＊参考文献1より引用・改変

物としてみられるタンパク多糖複合体が存在する」と要約できます（**図3-2**）．

　このタンパク多糖複合体を介した結合は，さほど強いものではなく，むしろ緩衝体としてはたらくために，チタンインプラントに加わった外力が緩衝されて骨に伝わることを示唆し，インプラントが荷重下において正常に機能する理由の1つと考えることができるのです[1]．

参考文献

1. 吉成正雄. オッセオインテグレーション 1. 歯界展望 2015；125(4)：696-708.
2. 岡本浩・監訳. Lindhe 臨床歯周病学とインプラント臨床編　第3版. 東京：クインテッセンス出版, 1999；889-899.
3. Brånemark PI. Osseointegration and its experimental background. J Prosthet Dent 1983；50：399-410.
4. Hansson HA, Albrektsson T, Brånemark PI. Structural aspects of the interface between tissue and titanium implants. J Prosthet Dent 1983；50：108-113.
5. Ayukawa Y, Takeshita F, Inoue T, Yoshinari M, Ohtsuka Y, Murai K, Shimono M, Suetsugu T, Tanaka T. An ultrastructural study of the bone-titanium interface using pure titanium-coated plastic and pure titanium rod implants. Acta Histochem Cytochem 1996；29：243-254.
6. Takeshita F, Ayukawa Y, Iyama S, Murai K, Suetsugu T. Long-term evaluation of bone-titanium interface in rat tibiae using light microscopy, transmission electron microscopy, and image processing. J Biomed Mater Res 1997；37：235-242.
7. Ayukawa Y, Takeshita F, Inoue T, Yoshinari M, Shimono M, Suetsugu T, Tanaka T. An immunoelectron microscopic localization of noncollagenous bone proreins (osteocalcin and osteopontin) at the bone-titanium interface of rat tibiae. J Biomed Mater Res 1998；41：111-119.

PART 2　インプラントの疑問

インプラント 04　インプラント周囲炎

　インプラント周囲炎は歯周炎と同じでしょうか？　治療法は同じでよいのでしょうか？

　インプラント周囲炎と歯周炎の原因は細菌性プラークであるので，治療法も同じというのが基本的な考え方です[1]．

【くわしい説明と Evidence】

インプラント周囲炎と歯周炎

両者の主な原因は歯周病原菌であることは明らかですが，関連する因子としては，①歯周疾患とインプラント周囲炎と共通するもの，および，②インプラント固有のもの，があげられています[2]．

また，システマティックレビュー（過去に独立して行われた複数の臨床的研究のデータを収集・統合し，統計的方法を用いて解析したもの）による検討では，インプラント周囲炎に対する効果的な治療法はまだわかっていない，とされています[3, 4]．

インプラント周囲粘膜炎とインプラント周囲炎の定義

インプラント周囲粘膜炎とインプラント周囲炎は，それぞれ次のように定義づけられています[2, 3]．

①インプラント周囲粘膜炎

インプラント周囲粘膜炎（peri-implant mucositis）とは，インプラント周囲の上皮および上皮下結合組織に炎症症状を認めるが，周囲骨への炎症波及・骨欠損は生じていない状態をいう．歯周疾患における「歯肉炎」に相当する．

②インプラント周囲炎

インプラント周囲炎（peri-implantitis）とは，インプラント周囲の上皮・上皮下結合組織にとどまらず，周囲骨にまで炎症が波及し，骨欠損を生じた状態をいう．歯周疾患における「歯周炎」に相当する．

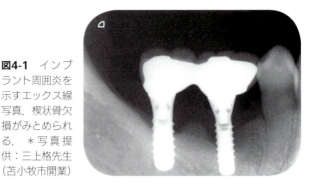

図4-1　インプラント周囲炎を示すエックス線写真．楔状骨欠損がみとめられる．＊写真提供：三上格先生（苫小牧市開業）

参考文献

1. Meffert RM. Periodontitis vs. peri-implantitis: the same disease? The same treatment? Crit Rev Oral Biol Med 1996；7(3)：278-291.
2. 二階堂雅彦．歯周病患者へのインプラント治療のリスクをどうとらえるか．In：米国歯科大学院同窓会（JSAPD）・編．インプラント治療の根拠とその実践．スペシャリストが考える optimal treatment．東京：クインテッセンス出版，2014：241-252.
3. 三上格，下野正基．インプラント治療後の維持管理．the Quintessence 2016；35：2726-2745.
4. Esposito M, Grusovin MG, Coulthard P, Worthington HV. The efficacy of interventions to treat peri-implantitis: a Cochrane systematic review of randomised controlled clinical trials. Eur J Oral Implantol 2008；1(2)：111-125.

インプラント周囲炎・皿状欠損

インプラント 05　インプラント周囲炎・皿状欠損

ask インプラント周囲炎ではなぜ皿状（どんぶり状？ 湯飲み状？）の骨欠損が起こるのでしょうか？（図5-1）

answer 広範囲におよぶ皿状の骨欠損が生じる理由はわかっておりません．インプラント周囲の状況から，皿状欠損の形成機序（仮説）が考察されます（図5-2）．

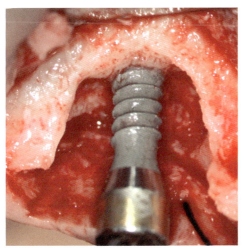

図5-1　広範囲に及ぶ骨欠損（皿状骨欠損）をともなうインプラント周囲炎．＊写真提供：三上格先生（苫小牧市開業）

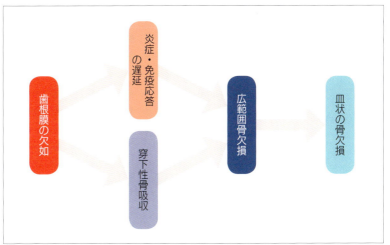

図5-2　皿状骨欠損の形成機序（仮説）．特異的な皿状の骨欠損の理由は，歯根膜の欠如であると考えられる．歯根膜内の血管が欠落すると，炎症・免疫などの防御反応がはたらかなくなる．一方，インプラント周囲など血管のない部位では，破骨細胞が形成されないので，表面からの骨吸収は起こらない．そのため，血管が存在する骨髄側からの骨吸収（穿下性吸収）によって壊死した骨などの異物排除が起こる．穿下性骨吸収が生じると，結果的に広範囲に及ぶ骨欠損（皿状骨欠損）が起こる，と考えられる．

【くわしい説明と Evidence】

　特異的な皿状の骨欠損は，「インプラント周囲には歯根膜が存在しない」ことによって起こると推測されます．歯根膜内の血管が欠落すると，炎症・免疫などの防御反応が遅延したり，起こりにくくなったりして，異物排除機転もはたらきません．

　一方，穿下性骨吸収（内部骨吸収）は，矯正的歯の移動の圧迫側にしばしばみられる現象です．圧迫側の歯根膜や歯槽骨が壊死に陥ると，血管のある骨髄側から壊死した骨組織および歯根膜の吸収が起こります．破骨細胞は循環血液の単球から分化するので，血管のない部位には骨吸収は起こらないからです．壊死組織もインプラントも非自己であるので，生体は異物と認識して処理すると考えられます（図5-3）．

　炎症・免疫などの防御反応が遅延したり，穿下性骨吸収が生じると，結果的に広範囲に及ぶ骨欠損が起こることが示唆されます．穿下性吸収は短時間で骨を除去することができる反面，広範囲に及ぶ骨欠損を生じます．

PART 2 インプラントの疑問

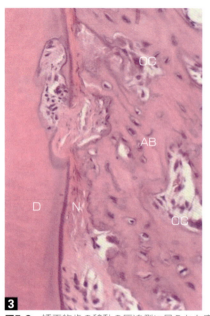
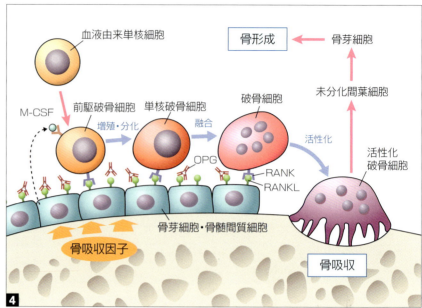

図5-3 矯正的歯の移動の圧迫側に見られた穿下性骨吸収．穿下性骨吸収（内部骨吸収）は矯正的歯の移動の圧迫側に認められる．圧迫側の歯根膜や歯槽骨が壊死に陥ると，血管のある骨髄側から壊死した骨組織および歯根膜の吸収が起こる．破骨細胞は循環血液の単球から分化するので，血管のない部位には骨吸収は起こらないためである．壊死組織もインプラントも非自己であるので，生体は異物と認識して処理すると考えられる．AB：歯槽骨，D：象牙質，N：壊死歯根膜，OC：破骨細胞

図5-4 破骨細胞による骨吸収メカニズムを示す模式図．＊参考文献2より引用・改変
M-CSF：マクロファージ・コロニー刺激因子
RANK：核因子-κB活性化受容体
RANKL：RANKリガンド
OPG：オステオプロテゲリン

【くわしく】骨吸収には血液由来の単核細胞が必要

破骨細胞は血液中の単核細胞（単球，マクロファージ）からつくられます．単核細胞が骨吸収の部位に引き寄せられ，骨芽細胞や骨髄間質細胞によって産生されたマクロファージ・コロニー刺激因子が単核破骨細胞や破骨細胞への分化を促進します．骨芽細胞・骨髄間質細胞の細胞膜上に発現するRANKLと前駆破骨細胞の細胞膜上に発現するRANKとの相互作用によって，破骨細胞の分化が起こります．

一方，骨芽細胞によってつくられたオステオプロテゲリンはRANKLに対する「おとり」であり，RANKとRANKLの相互作用を妨害して，破骨細胞の分化を妨げます（**図5-4**）．

参考文献
1．三上格，下野正基．インプラント治療後の維持管理．the Quintessence 2016；35(12)：48-67．
2．下野正基．やさしい治癒のしくみとはたらき．歯周組織編．東京：医歯薬出版，2013：36．

インプラント 06　骨移植材

　骨移植材(骨補填材)の役割は何でしょうか？

　骨移植材(骨補填材)の役割は，主として骨伝導能です．足場またはスペースメイキングとして骨芽細胞にはたらくことによって，より早く，より大量の骨を形成させることです．

【くわしい説明とEvidence】

インプラント治療にはさまざまな種類の骨移植材(骨補填材)が使われています．主な骨移植材(骨補填材)をまとめると**表6-1**のようになります[1,2]．

自家骨

自家骨は，再生に必須の3要素(細胞，成長因子，足場)を有しているので，もっともすぐれた移植材であるといえます．一般的に，海綿骨は細胞成分が多く，皮質骨は緻密な骨組織です．いずれにしても，自家骨の大量採取は困難なため，やむなく代用骨を使用することになります．

同種骨（DFDBA, FDBA）

同種骨は他家骨，つまりヒトの別の個体から採取した骨で，DFDBAとFDBAの2種類があります．

DFDBA (demineralized freeze-dried bone allogous)は脱灰凍結乾燥他家骨のことです[1,2]．死体から得られた骨を脱灰凍結乾燥した骨(Life Net社製)で，脱灰凍結乾燥されている骨ですが，病原性・抗原性に対する安全性に

表6-1 インプラント治療で用いる骨移植材(骨補填材)．＊文献1，2より引用改変

	原材料	吸収性	骨芽細胞	安全性(対病原性・抗原性)	特徴	薬事承認(歯科：2015年11月現在)
自家骨(autograft)：患者本人より採取	皮質骨，海綿骨	吸収性(細粒状>ブロック骨)	○	○	粉砕皮質骨および海綿骨は吸収が早い 生体親和性高い 骨形成速度が最速 供給量に制限あり 供給源への外科的侵襲あり	-
同種骨(＝他家骨，allograft)：別の個体より採取	ヒト脱灰凍結乾燥骨(DFDBA) ヒト凍結乾燥骨(FDBA)	吸収性(DFDBA>FDBA)	-	×	供給量に制限なし 感染リスクの可能性あり 供給源への外科的侵襲なし	未承認 未承認
異種骨(xenograft)：別種動物より採取	天然HA(牛骨由来) 天然HA(牛骨由来)＋アテロコラーゲン	非吸収性 非吸収性	- -	△ △	骨の構造を温存 骨の構造を温存	承認 承認
人工骨(alloplast)：合成物	合成HA 合成HA＋β-TCP β-TCP	非吸収性 非吸収性 吸収性	- - -	○ ○ ○	 半年～1年で破骨細胞により吸収	承認 承認 承認

PART 2 インプラントの疑問

表6-2 インプラント治療で用いる人工代用骨（骨補填材）．＊文献1，2より引用改変

分類	高度管理医療機器名	製品名	メーカー	組成	気孔径（μm）	気孔率（%）	圧縮強さ（MPa）	形状，特徴
非吸収性リン酸カルシウム（HA）	人工骨（骨補填材）／人工骨インプラント	ネオボーン	クアーズテック	HA	150	72〜78	≧8	顆粒（2種類），多孔体
		アパセラムAX	HOYA Technosurgical	HA				顆粒，ブロック，マクロ気孔とミクロ気孔
		ボーンタイト	HOYA Technosurgical	HA		82.5±5.5	0.7	顆粒
		ボンフィル		HA	90, 200, 300	60, 70		ブロック，多孔体
		オステオグラフトS	HOYA Technosurgical, 京セラ	HA		40	15	顆粒，多孔体
		ボーンセラムK	オリンパステルモバイオマテリアル	HA				ブロック，緻密体
		ボーンセラムP		HA	50〜300			ブロック，顆粒，多孔体
		リジェノス	クラレ	HA		75	配向方向14 垂直方向2	ブロック，顆粒，配向連通気孔体
		セラタイト	日本特殊陶業 NTK	HA β-TCP	大気孔，170（連通気孔径60）	大気孔50	大気孔多孔体15	ブロック，顆粒（大気孔多孔体，多孔体）
吸収性リン酸三カルシウム（β-TCP）	人工骨（骨補填材）／骨再生材料	オスフェリオン	オリンパステルモバイオマテリアル	β-TCP	100〜400	73〜82	0.9	顆粒，マクロ気孔とミクロ気孔
		アフィノス	クラレ	β-TCP				連通孔が一方向に配向，骨補填材内部まで，生体組織が侵入しやすい構造
		スーパーポア	HOYA Technosurgical	β-TCP	100〜300 +0.5〜10	65〜80	1.5〜15	顆粒，ブロック，三重気孔構造（低気孔率，高気孔率タイプ）
		アローボーン β-メディカル	ブレーンベース	β-TCP				ブロック，顆粒
		βボーン60	カタリメディック	β-TCP				ブロック，顆粒
		メディボーン		β-TCP				ブロック，顆粒
		骨補填材 Ostinato		β-TCP				ブロック，顆粒
	歯科用骨再建インプラント材／吸収性	テルフィール（オスフェリオン DENTAL）	オリンパステルモバイオマテリアル	β-TCP	100〜400	73〜82	0.9	顆粒
		アローボーン β-デンタル	ブレーンベース	β-TCP		70〜84	>1	顆粒
		セラソルブ	白鵬	β-TCP		65	0.1	顆粒
異種骨	非吸収性骨再生用材料	ガイストリッヒ バイオス（Bio-Oss）	Geistlich（スイス）	HA		>50	>0.9	顆粒，ウシ骨が原材料，ガンマ線滅菌
リン酸カルシウム・コラーゲン複合体	コラーゲン使用人工骨	リフィット	HOYA Technosurgical	HA, コラーゲン	100〜500	95		ブロック，低結晶性 HA:80wt%，コラーゲン:20wt%
		ボーンジェクト	高研，オリンパステルモバイオマテリアル	HA, コラーゲン				HAとアテロコラーゲン溶液を混合（3:2），コラーゲンの粘着性により顆粒体一塊
	コラーゲン使用異種骨	Bio-Oss Collagen	Geistlich（スイス）	HA, コラーゲン				ブロック
骨ペースト（セメント）	リン酸カルシウムインプラント／人工骨	バイオペックス-R	HOYA Technosurgical	α-TCP, DCPD, OCP			>40（24h）	ペースト，コンドロイチン硫酸エステルナトリウム，HAとなり硬化
		セラペースト（セラフィット，セラタッチ）	日本特殊陶業 NTK				>30（24h）	ペースト，デキストラン硫酸エステルナトリウム，HAとなり硬化

問題があるとして，厚生労働省の認可は得られていません．

FDBA（freeze-dried bone allogous）は凍結乾燥他家骨のことです[1,2]．死体からの骨を洗浄，エタノール浸漬，液体窒素で凍結して作成した骨(Life Net 社製)で，これも安全性に問題があるとして厚生労働省の認可は得られていません．

DFDBA および FDBA は欧米では使用されている材料ですが，製品を作成する段階での(脱灰)凍結乾燥処理が病原性・抗原性を完全に除去しているかどうか，その判断は術者(歯科医師)に委ねられることになります．厚生労働省の認可が得られていない材料の使用にあたっては慎重に対応することをお薦めします．

異種骨

異種骨は別種の動物より採取した骨で，ウシの骨を材料にした代用骨(異種骨)で，「Bio-Oss」(Geistlich 社)が市販されています[1,2]．

人工骨

インプラント治療で使用される人工骨はヒドロキシアパタイトやβ-TCPで，主なものは**表6-2**にまとめることができます[1,2]．

このように，骨移植材(骨補填材)には自家骨から人工骨まで多種多様なものがあります．術者がそれぞれの特性をよく理解して移植材を症例に応じて選択することが重要です．

参考文献

1．吉成正雄．骨増生用移植材(骨補填材)1．歯界展望 2016；128(3)：518-526．

2．平井友成．骨補填材．In：水上哲也，楠川仁悟，堀之内康文，後藤哲哉，自見英治郎，佐藤敬一郎，高橋哲，平井友成，佐々木匡理，豊嶋健史，朝比奈泉．基礎から臨床がわかる再生歯科．東京：クインテッセンス出版，2013：184-195．

PART 2　インプラントの疑問

インプラント 07　骨不透過像

ask なぜインプラント周囲骨に不透過像が現れるのでしょうか？

answer ブリッジのポンティックの下に見られる骨増生と同じ理由（ピエゾ電流）と考えられます（ペリオ40を参照）．

【くわしい説明と Evidence】

　ブリッジの支台となる天然歯では歯根膜を介して力が緻密骨に伝わりますが，インプラントでは直接インプラント周囲骨に力が伝わります．緻密骨が力によるひずみを受けると，骨の表面に（＋）と（－）の電極が生じます．これがピエゾ電流ですが，（－）の荷電は骨膜内の骨芽細胞を活性化するので，骨が形成されます．ブリッジのポンティックの下と同じように，インプラントの場合も骨が増生され，エックス線写真上で不透過像として認められるのです（図7-1〜3）．

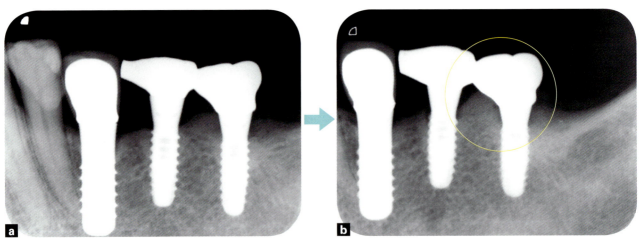

図7-1　インプラント周囲骨の骨増生を示すエックス線写真．黄色の円で囲んだ部位にエックス線不透過像が認められる．ピエゾ電流によるものと推測できる．＊写真提供：三上格先生（苫小牧市開業）

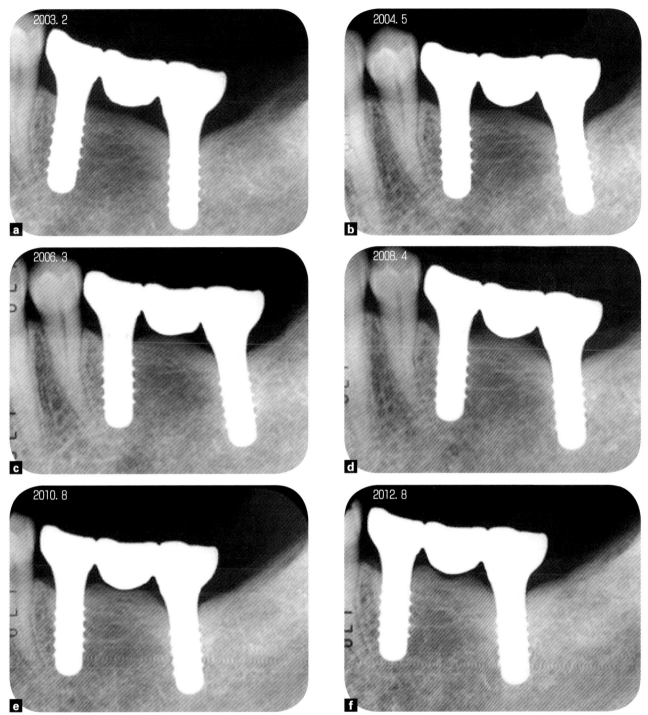

図7-2a〜f インプラント周囲骨の骨増生を示すエックス線写真．インプラントでも，ポンティック下に骨増生が認められる．5年後からエックス線不透過像が明瞭となっている．＊写真提供：永田省藏先生（熊本市開業）

PART 2　インプラントの疑問

インプラント 08　インプラント周囲組織

ask インプラント周囲上皮下の結合組織線維は，インプラントと結合しているのでしょうか？

answer 結合組織線維はインプラント周囲を取り囲んでいますが，インプラントとは結合しておりません（図8-1）

【くわしい説明と Evidence】

インプラント周囲上皮下の結合組織線維は，歯槽上線維装置に対応して考えると，④環状・半環状線維です（**図8-2**）．①歯‐歯肉線維，および②歯‐骨膜線維は，天然歯の歯質の中に埋入され，歯と結合している線維群です[1]（**図8-2**）．ですから，この①②の線維はインプラント周囲には形成されません．このため，インプラント周囲組織は炎症に対する抵抗は弱いと考えられます．

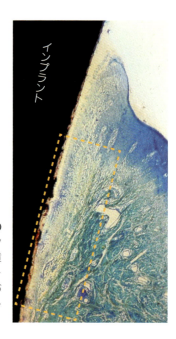

図8-1 インプラント周囲の**結合組織**を示す組織像．インプラント周囲の結合組織（黄色破線の枠）はインプラントに対して平行に配列しており，インプラントとは結合していない．

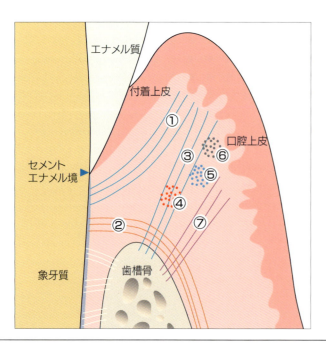

図8-2 **歯槽上線維装置の走行**を示す模式図．歯槽上線維装置のうち，とくに重要な①歯‐歯肉線維と，②歯‐骨膜線維に相当する線維が，インプラント周囲では欠如している．
①歯‐歯肉線維，②歯‐骨膜線維，③歯槽‐歯肉線維，④環状・半環状線維，⑤歯肉間線維，⑥乳頭間線維，⑦骨膜‐歯肉線維．

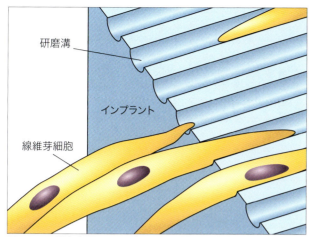

図8-3 平滑な表面のインプラントに対する線維芽細胞やコラーゲン線維の配列を示す模式図．細胞や線維は研磨溝に沿って配列する．その結果，結合組織はインプラントを取り囲み，被包する．

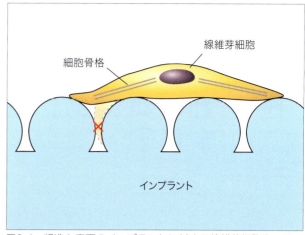

図8-4 粗造な表面のインプラントに対する線維芽細胞やコラーゲン線維の配列を示す．細胞や線維はさまざまな方向に配列する．線維芽細胞内には細胞骨格が存在するので，「く」の字の形に曲がることはできない（×印）．その結果，細胞はインプラントの粗造な表面に対して垂直または種々の方向から接触する．

　表面が平滑なインプラントに対して，線維芽細胞やコラーゲン線維は研磨溝に沿って配列します（**図8-3**）．これは異物排除機転の被包と同じ構造です．
　一方，表面が粗造なインプラントに対しては，細胞や線維はさまざまな方向に配列します（**図8-4**）．このようなかたちのほうがインプラント周囲の結合組織としては望ましい構造と考えられます[1]．

参考文献
1．井上孝,下野正基. インプラントと周囲組織. In：下野正基,飯島国好・編. 治癒の病理　臨床編. 第4巻インプラント. 東京：医歯薬出版, 1996：242-260.

PART 2　インプラントの疑問

インプラント 09　インプラントと歯の移動

ask　インプラントと近心側にある天然歯間とのコンタクトが緩くなる原因は何ですか？

answer　天然歯は萌出後も生理的に移動しています．隣接歯同士の摩耗への適合もその1つで，摩耗によって失われたスペースは，歯の近心移動によって補われています．天然歯は近心移動しているのに，インプラントはほとんど動かないため，インプラントと天然歯とのコンタクトが緩くなると考えられます．

【くわしい説明と Evidence】

萌出後の歯の生理的移動には，①顎骨発育にともなう適合（順応），②持続的な咬耗の補填，③隣接歯同士の摩耗への適合，が挙げられています[1]．

①顎骨発育にともなう適合（順応）についての移動距離は，根尖部で下歯槽管から2〜3mmとされています．②咬耗によって生じた垂直方向のスペースは，歯の垂直方向への移動（挺出）とセメント質添加によって補填されると考えられています．③隣接歯同士の摩耗によるスペースは，歯の近心移動によって補われます．

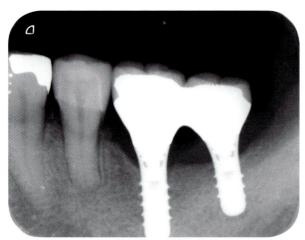

図9-1a　インプラント埋入時のエックス線写真（2009年10月）．患者は58歳の女性．インプラントと天然歯は緊密にコンタクトしている．

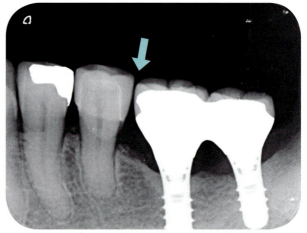

図9-1b　インプラント埋入8年後のエックス線写真（2017年10月）．インプラントと天然歯の間に間隙が認められる（矢印）．
＊写真提供：三上格先生（苫小牧市開業）

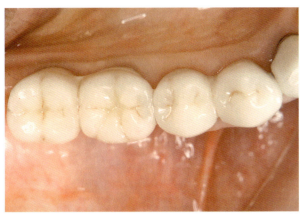

図9-2a インプラント埋入時の口腔内写真．患者は70歳の女性（2012年9月）．インプラントと天然歯は緊密にコンタクトしている．

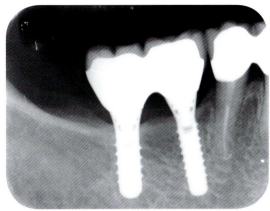

図9-2b インプラント埋入時のエックス線写真（2012年10月）．インプラントと天然歯は緊密にコンタクトしている．

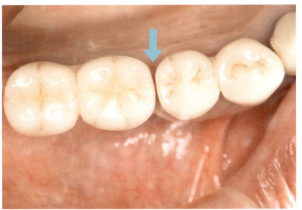

図9-2c インプラント埋入5年後の口腔内写真（2017年9月）．インプラントと天然歯の間に間隙が認められる（矢印）．

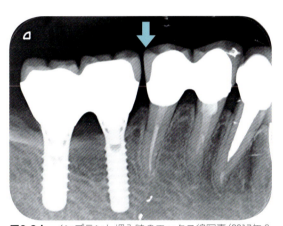

図9-2d インプラント埋入時のエックス線写真（2017年9月）．インプラントと天然歯の間に間隙が認められる（矢印）．＊写真提供：三上格先生（苫小牧市開業）

参考文献

1. Ten Cate AR, Nanci A. Physiologic tooth movement：Eruption and shedding. A. In：Nanci(ed). Ten Cate's Oral Histology. Development, Structure and Function 6ed. St Louis：Mosby, 2003：275-298.

PART 2　インプラントの疑問

インプラント 10　早期骨形成

 インプラント表面における早期の骨形成のために，必要なことは何でしょうか？

 インプラント表面における早期の骨形成のためには，「接触骨形成」をはかること，すなわち，血餅維持が必須です．とくに，血餅（凝固した血液：フィブリンなど）の活用によって生体反応（出血）から骨伝導を引き起こすことがポイントです．

【くわしい説明と Evidence】

インプラント植立時に出血が生じると，ただちに止血，血餅形成という生体反応が惹起されます．血餅はフィブリン網の中に赤血球・白血球・血小板を含んでおり，それぞれ創の閉鎖・足場・細菌貪食・成長因子・血液凝固の機能をもっています．

さらに血餅には，①血小板由来成長因子(PDGF)，②形質転換成長因子(TGF-β)，③血管内皮成長因子(VEGF)，④上皮成長因子(EGF)，の成長因子が含まれており，細胞増殖・細胞分化・血管形成・基質形成に関与します[1]．インプラント周囲では，血餅形成という生体反応によって間葉細胞の骨芽細胞への分化が促進されます．これに，成長因子やサイトカインのはたらきが加わって骨が形成されます[2]（図10-1，本書次巻 ② エンド 25 を参照）

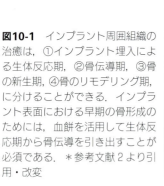

図10-1　インプラント周囲組織の治癒は，①インプラント埋入による生体反応期，②骨伝導期，③骨の新生期，④骨のリモデリング期，に分けることができる．インプラント表面における早期の骨形成のためには，血餅を活用して生体反応期から骨伝導を引き出すことが必須である．＊参考文献2より引用・改変

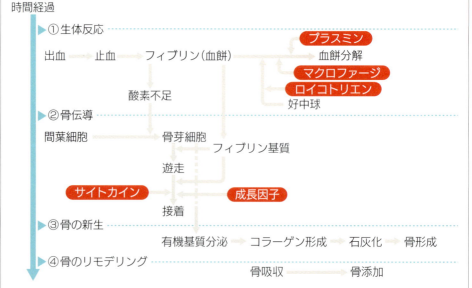

参考文献

1. Shimono M, Ishikawa T, Ishikawa H, Matsuzaki H, Hashimoto S, Muramatsu T, Shima K, Matsuzaka K, Inoue T. Regulatory mechanisms of periodontal regeneration. Microsc Res Tech 2003 ; 60 (5) : 491-502.
2. Davies JE. Understanding peri-implant endosseous healing. J Dent Educat 2003 ; 67 : 93-949.

INDEX

数字

2壁性骨欠損 **66**
3壁性骨欠損 **66**

英文字

Bleeding On Probing **29**
BMP **66, 72**
BOP **29, 30**
Bリンパ球 **27**
Corynebacterium matruchotii **20**
dehiscence **76**
DFDBA **97**
DNAメチル化 **40**
DNAのメチル化過剰 **38, 40**
Emdogain® **73**
enamel matrix protein **73**
epigenetics **39**
FDBA **97**
fenestration **76**
FGF **72**
GTR **65**
Hertwig上皮鞘 **73**
hypermethylation **38, 40**
IL-1 **26**
ILGF **72**
LDL値 **46**
LPS **26, 38**
Millerの歯肉退縮の分類 **76**
PDGF **72**
Periodontal Medicine **30**
PMTC **23**
RANK **96**
RANKL **96**
Rossの傷害反応説 **46**
Specific Pathogen Free **36**
SPF **36**
SRP **8, 58**
TGF-β **72**
Tリンパ球 **27**

あ

悪玉コレステロール **46**
アクチン豊富細胞 **75**
足場 **67, 97**
アテローム **46**
アポトーシス **55**
異種骨 **99**
一次付着上皮 **55, 56**
異物処理 **15**
インスリン **52**
インスリン抵抗性 **53**
インスリンの役割 **53**
インスリン様成長因子 **72**
インターロイキン **27**
インテグリン **58, 63, 64**
インプラント **104**
インプラント周囲 **106**
インプラント周囲炎 **94, 95**
インプラント周囲骨 **100**
インプラント周囲上皮 **90**
インプラント周囲組織 **88, 102**
インプラント周囲粘膜炎 **94**
壊死組織 **68**
エストロゲン **47**
エックス線透過像 **79**
エナメル基質タンパク **73**
エピジェネティック **38, 39**
エムドゲイン **65, 73**
炎症 **15, 18, 36, 45, 95**
エンドトキシン **8, 26, 38**
オステオプロテゲリン **96**
オッセオインテグレーション **92**

か

開花性セメント質異形成症 **79**
開窓 **76**
カルシウム濃度 **35**
カルシウム拮抗薬 **50**
環状線維 **75**
環状・半環状線維 **102**
感染 **14**
感染根管 **68, 69**
感染肉芽組織 **12, 17**
間葉系幹細胞 **66, 73, 84**
間葉細胞 **106**
器質化 **15**
喫煙 **48**
吸収 **8, 9, 15**
キュレッタージ **12**
矯正的歯の移動 **43**
共同破壊作用 **36**
近心移動 **104**
筋線維芽細胞 **75**
クリーピングアタッチメント **75**
グリコヘモグロビン(HbA1C)値 **52**
形質転換成長因子-β **72**
外科的侵襲 **71**
血管拡張 **27**
血管透過性亢進 **27**
結合組織性付着 **43, 60, 64**
結合組織線維 **102**
結合組織乳頭 **45**
血小板由来成長因子 **72**
血糖値 **52**
血餅 **106**
ケモカイン **26**
研磨溝 **103**
硬化性骨(骨膜・骨髄)炎 **41, 82**
抗原提示 **27**

咬合性外傷　36, 43
構成細菌　25
抗体産生　27
好中球の機能低下　47
コーンコブ　23
骨移植材　97
骨芽細胞　106
骨吸収　20, 26
骨形成タンパク　92
骨再生　66, 70
骨接触　92
骨増生　82, 100
骨伝導　97, 106
骨肉芽　14
骨不透過像　100
骨補填材　97
骨誘導タンパク　66, 72
骨隆起　81
骨梁の不透過性　41
固有歯槽骨　42
コラーゲンの交代率　44
コラゲナーゼ阻害作用　47
コリネバクテリウム・マツルショッティイ　20
根尖性骨異形成症　79
根尖性セメント質異形成症　79
コンタクト　104

さ

再生　8, 65, 66, 70, 83
再生セメント質の吸収　69
サイトカイン　26, 27, 46, 52, 106
サイトカインネットワーク　26
細胞　67
細胞間隙　32, 34
細胞骨格　103
細胞性セメント質　9
細胞増殖因子　72
細胞の増殖　71
妨げられた治癒　14

妨げる因子　68
皿状骨欠損　95
残存上皮　32
シール　63
自家骨　97
歯根膜　71, 72, 73, 88
歯根膜腔の拡大　41
歯根膜再生　65
歯根膜細胞外基質　38
支持歯槽骨　42
歯周炎　20, 94
歯周基本治療　64
歯周組織　88
歯周組織の再生　69, 83
歯周病　52
歯周病原菌　23
歯周病細菌の増加　48
歯周ポケット　30, 32
システマティックレビュー　65, 94
歯石　20
歯槽硬線の肥厚　41
歯槽上線維群　44, 88
歯槽上線維装置　44, 102
実験的歯周炎　25
歯肉縁下歯石　20
歯肉縁下プラーク　22, 23, 24
歯肉炎指数　25
歯肉縁上歯石　20
歯肉縁上プラーク　23, 24
歯肉縁上プラークコントロール　22
歯肉血管叢　88
歯肉（歯槽上）線維群の交代率　50
歯肉切除　68
歯肉増殖　50
歯肉退縮　76
充血　27
修復　30, 83
腫脹　27
出血　29, 31, 106
腫瘍壊死因子　27

準無菌飼育動物　36
上皮性付着　60, 63, 64
上皮ターンオーバー　88
上皮突起　45
上皮内亀裂　35
上皮のダウングロース　68
人工骨　99
滲出　27
新生セメント質　10
垂直性骨欠損　43
垂直性歯根破折　77
スティップリング　45
スペースメイキング　97
生活歯　77
成体幹細胞　84
生体反応　106
成長因子　67, 106
切歯　77
接触骨形成　106
接着　90
接着能　88
接着斑　32, 35
セメント‐エナメル境　88
セメント質再生　70
セメント質添加　104
セメント質剥離　77
セメント‐象牙境　77
線維化　14
線維芽細胞　13, 103
線維芽細胞成長因子　72
穿下性吸収　95
全能性幹細胞　84
早期骨形成　106
総コレステロール値　46
創傷治癒　15, 73, 83
増殖する細胞　71
組織欠損の補充　15
組織再生　67, 71
組織破壊　27

た

体性幹細胞　84
ダウングロース　69
唾液　20
多能性幹細胞　84
たばこ喫煙(者)率　48, 49
単核細胞　96
短小化　75
タンパク多糖複合体　92
置換　60
治癒　68, 83
治癒の証明　17
低比重リポたんぱく　46
デスモグレイン　33, 35
デスモコリン　33, 35
デスモゾーム　32, 34, 35
手のひらサイズの潰瘍　31
天然歯　88
同種骨　97
糖尿病　52
糖尿病の合併症　54
糖尿病の症状　53
糖尿病の診断　54
糖尿病の分類　53
トルイジンブルー　22
貪食　15
貪食能　27

な

内側基底板　58
内毒素　26, 38, 68
長い上皮性付着　58
長い付着上皮　62, 63, 64, 74, 75
長い付着上皮の短小化　64
肉芽組織　12, 14, 15, 17, 18
二次付着上皮　55, 56
乳頭状細胞　57
妊娠　47

は

胚性幹細胞　84
破骨細胞　96
抜去歯　71
歯の移動　104
半環状線維　75
瘢痕組織　14
ピエゾ電流　42, 81, 100
微小潰瘍　29
微小循環機能の低下　48
非付着性プラーク　20
被包　15
複能性幹細胞　84
付着歯肉　45
付着上皮　32, 35, 55, 56, 58
付着性プラーク　20
付着の獲得　65
付着の喪失　43
不透過像　41, 79, 100
プラーク　20, 68
プラークコントロール　25
プラーク指数　25
プラークフリーゾーン　22
ブラッシング　25
不良肉芽　12, 17
プレボテーラ・インターメディア　47
プロービング　35
プロービング時の出血　29
プログラムされた細胞死　55
プロゲステロン　47
プロスタグランジン　26, 27
ヘミデスモゾーム　58
ヘルトヴィッヒ上皮鞘　73
防御反応　95
縮合エナメル上皮　55, 56
ポンティック　81

ま

マクロファージ　46, 52
マクロファージ・コロニー刺激因子　96
密封　63
未分化間葉細胞　66, 73
無細胞性セメント質　9
無作為化比較試験　65
無髄歯　69
無定形構造物　92
メタ解析　65
免疫　95
免疫応答の低下　47
免疫機能の低下　48
免疫システム　27
毛細血管　13

や

薬物性歯肉増殖　50
融解　15
有髄歯　69

ら

ラミニン　58, 63, 64
臨床的萌出　55
リンパ球・形質細胞の浸潤　30
ルートプレーニング　8, 68
裂開　76

著者略歴

<ruby>下野<rt>しものまさき</rt></ruby>正基

1945年	北海道富良野市に生まれる
1970年	東京歯科大学卒業
1974年	ミラノ大学医学部薬理学研究所客員研究員
1976年	学位受領(歯学博士)東京歯科大学
1990年	日本病理学会認定口腔病理医
1991年	東京歯科大学病理学講座主任教授
2004年	東京歯科大学歯科衛生士専門学校校長(兼担)
2011年	東京歯科大学名誉教授
2012年	日本歯科医学会会長賞受賞

主な著書

朝波惣一郎,伊藤加代子,井上誠,北迫勇一,下野正基,ほか.このまま使える Dr. も DH も！歯科医院で患者さんにしっかり説明できる本.東京：クインテッセンス出版,2017(共著)

下野正基,山根源之・監修.新編口腔外科・病理診断アトラス.東京：医歯薬出版,2017

下野正基.やさしい治癒のしくみとはたらき　歯周組織編.東京：医歯薬出版,2013

下野正基.新編治癒の病理：臨床の疑問に基礎が答える.東京：医歯薬出版,2011

下野正基,高田隆・編.新口腔病理学.東京：医歯薬出版,2008

下野正基,前田健康,溝口到.歯の移動の臨床バイオメカニクス：骨と歯根膜のダイナミズム.東京：医歯薬出版,2006

Brunette DM・著,石川達也,下野正基・訳.クリティカルに考える.東京：クインテッセンス出版,2001(翻訳)

Trowbridge HO, Emling RC・著.下野正基・監訳.やさしい炎症論：エンド・ペリオの理解のために.東京：クインテッセンス出版,1990(翻訳)

山村武夫・監,下野正基,飯島国好・編.治癒の病理：ペリオ・エンドの臨床のために.東京：医歯薬出版,1988.

下野正基.病理の立場からセメント質剥離を考える.the Quintessence 2017；36(11)：48-65.

三上格,下野正基.基礎と臨床からみるインプラント治療後の維持管理.GP はインプラント周囲炎にどう対応？　the Quintessence 2016；35(12)：48-67.

下野正基.リバスクラリゼーションの病理学的考察.the Quintessence 2016；35(7)：100-117.

ほか,著書・訳書・論文多数

QUINTESSENCE PUBLISHING 日本

下野先生に聞いてみた①
ペリオ・インプラントの疑問に答える,指針がわかる

2017年12月10日　第1版第1刷発行

著　者　　<ruby>下野<rt>しものまさき</rt></ruby>正基

発行人　　北峯康充

発行所　　クインテッセンス出版株式会社
　　　　　東京都文京区本郷3丁目2番6号　〒113-0033
　　　　　クイントハウスビル　電話(03)5842-2270(代表)
　　　　　　　　　　　　　　　(03)5842-2272(営業部)
　　　　　　　　　　　　　　　(03)5842-2275(編集部)
　　　　　web page address　http://www.quint-j.co.jp/

印刷・製本　サン美術印刷株式会社

©2017　クインテッセンス出版株式会社　　禁無断転載・複写
Printed in Japan　　　　　　　　　　　　落丁本・乱丁本はお取り替えします
ISBN978-4-7812-0594-6　C3047　　　　　定価はカバーに表示してあります

このまま使える

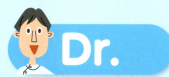 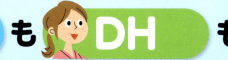

歯科医院で患者さんにしっかり説明できる本

患者教育に重要なトピック14

[著]
朝波惣一郎／伊藤加代子／井上　誠／北迫勇一／倉治ななえ／児玉実穂／小牧令二／品田佳世子／下野正基／代田あづさ／杉田典子／須崎　明／関野　愉／高木景子／高橋　治／高橋未哉子／浪越建男／柳井智恵／吉江弘正

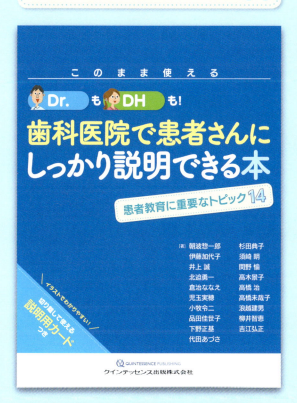

確かな知識に基づいて、患者さんの性格にあわせてこのまま話せる！

チェアサイドでの時間には限りがあります。患者さんに伝えるべきことや患者さん自身が抱く疑問、不安にしっかり答えるには、要点を絞った説明が必要です。本書では、月刊『歯科衛生士』の「説明力アップ特集」で取り上げた12のトピックに「口臭治療」と「ホワイトニング」の書き下ろし2本を加え、まとめました。"簡単に"も、"詳しく"も、患者さんにそのまま話せる、歯科医院必携の一冊です！

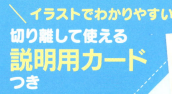

イラストでわかりやすい
切り離して使える説明用カードつき

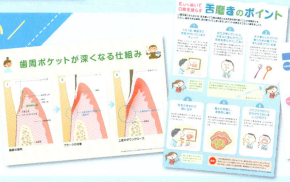
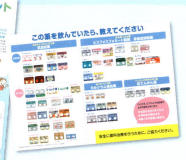

●サイズ：A4判変型　●164ページ　●定価　本体6,900円（税別）

QUINTESSENCE PUBLISHING 日本

クインテッセンス出版株式会社
〒113-0033　東京都文京区本郷3丁目2番6号　クイントハウスビル
TEL. 03-5842-2272（営業）　FAX. 03-5800-7592　http://www.quint-j.co.jp/　e-mail mb@quint-j.co.jp

インプラント周囲炎とレーザー

効果的で安全なテクニックとエビデンスによる検証

編
一般社団法人 日本レーザー歯学会

監修
渡辺 久

編集委員
五味一博, 篠木 毅, 津久井明, 永井茂之, 沼部幸博

望みの光が消えても、救いのレーザー光は消えない

インプラント周囲粘膜炎・周囲炎の主因である口腔バイオフィルムが付着するインプラント体は三次元的に複雑な構造をしており，その治療を困難なものにしている．1つの光明は21世紀の光といわれるレーザー治療である．レーザーが照射された部位は殺菌され，無毒化が生じる．このインプラント周囲炎へのレーザー治療のテクニックとエビデンスについて，日本レーザー歯学会が総力を上げて歯科臨床家のために解説！

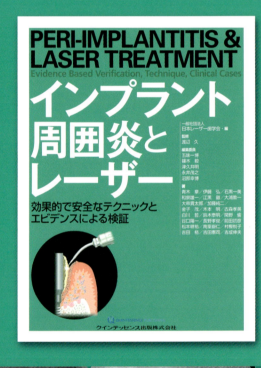

- Er:YAG，炭酸ガス，Nd:YAG，半導体の各レーザーで，なにができるのか？ どう使えばいいのか？ 何をやったら安全性が失われてしまうのか？ どのレーザーがどの処置に向いているのか？ がわかる．

- インプラント周囲炎治療のための，各種レーザーを用いた，肉芽の除去，インプラント体のデブライドメント，インプラント体の殺菌，粘膜の整形，の方法を詳細に解説．

- 各手技の詳細（接触・非接触，最高出力・平均出力，照射時間，パルス波・連続波，インターバル，チップの動き，埋入深度など）を紹介．

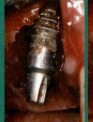 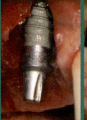 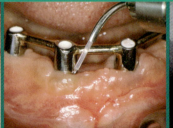 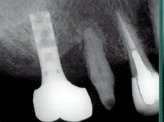 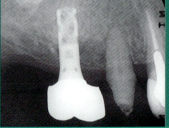

●サイズ：A4判変型 ●168ページ ●定価 本体8,500円（税別）

QUINTESSENCE PUBLISHING 日本
クインテッセンス出版株式会社
〒113-0033 東京都文京区本郷3丁目2番6号 クイントハウスビル